Mit besten Empfehlungen

Solvay
Arzneimittel

Solvay
Pharma GmbH

Exokrine Pankreasinsuffizienz -
Diagnose und Therapie in der Allgemeinarztpraxis

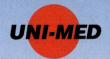

UNI-MED Verlag AG
Bremen - London - Boston

Gloor, Beat:
Exokrine Pankreasinsuffizienz - Diagnose und Therapie in der Allgemeinarztpraxis/Beat Gloor.-
1. Auflage - Bremen: UNI-MED, 2008

© 2008 by UNI-MED Verlag AG, D-28323 Bremen,
International Medical Publishers (London, Boston)
Internet: www.uni-med.de, e-mail: info@uni-med.de

Printed in Europe

Das Werk ist urheberrechtlich geschützt. Alle dadurch begründeten Rechte, insbesondere des Nachdrucks, der Entnahme von Abbildungen, der Übersetzung sowie der Wiedergabe auf photomechanischem oder ähnlichem Weg bleiben, auch bei nur auszugsweiser Verwertung, vorbehalten.

Die Erkenntnisse der Medizin unterliegen einem ständigen Wandel durch Forschung und klinische Erfahrungen. Die Autoren dieses Werkes haben große Sorgfalt darauf verwendet, dass die gemachten Angaben dem derzeitigen Wissensstand entsprechen. Das entbindet den Benutzer aber nicht von der Verpflichtung, seine Diagnostik und Therapie in eigener Verantwortung zu bestimmen.

Geschützte Warennamen (Warenzeichen) werden nicht besonders kenntlich gemacht. Aus dem Fehlen eines solchen Hinweises kann also nicht geschlossen werden, dass es sich um einen freien Warennamen handele.

UNI-MED. Die beste Medizin.

In der Reihe UNI-MED SCIENCE werden aktuelle Forschungsergebnisse zur Diagnostik und Therapie wichtiger Erkrankungen "state of the art" dargestellt. Die Publikationen zeichnen sich durch höchste wissenschaftliche Kompetenz und anspruchsvolle Präsentation aus. Die Autoren sind Meinungsbildner auf ihren Fachgebieten.

Wir danken folgenden Mitgliedern unseres Ärztlichen Beirats für die engagierte Mitarbeit an diesem Buch: Dr. Rüdiger Berndt, Moritz Böttger, Dr. Barbara Hellfritz, Dr. Stefanie Kanehl, Antje Krause und Dr. Ingo Rausch.

Vorwort und Danksagung

Das vorliegende Buch richtet sich an den nicht-gastroenterologisch spezialisierten niedergelassenen Hausarzt. Abdominal- und Verdauungsbeschwerden gehören zu den häufigsten Symptomen in der Allgemeinarztpraxis. Mit der prozentualen Zunahme der betagten Bevölkerung nimmt auch die Anzahl jener Patienten zu, welche wegen Verdauungsbeschwerden im Allgemeinen und Pankreaserkrankungen im Speziellen beraten werden müssen.

Ich habe deshalb die Möglichkeit, den aktuellen Wissensstand betreffend der exokrinen Pankreasinsuffizienz in einer kurzen Form zusammenzufassen und in der Reihe UNI-MED Science veröffentlichen zu können, dankbar angenommen. Im Besonderen gilt mein Dank dem UNI-MED Verlag, welcher mich bei der Entstehung des Buches sehr unterstützte.

Ebenso gilt mein Dank den Co-Autorinnen und Co-Autoren der verschiedenen Kapitel, welche allesamt die Vorgabe, das Wichtigste und Neueste in möglichst kurzer und präziser Form zusammen zu fassen, perfekt umgesetzt haben.

Bern, im Mai 2008   *Beat Gloor*

Autoren

Dr. Eliane Angst
Oberärztin Viszeral- und Transplantationschirurgie
Universitätsklinik Inselspital
Universität Bern
Murtenstrasse
CH-3010 Bern

Kap. 1.-4.

Prof. Dr. Beat Gloor
Leitender Arzt
Viszeral- und Transplantationschirurgie
Universitätsklinik Inselspital
Murtenstrasse
CH-3010 Bern

Kap. 1.-7.

Dr. Jon Lutz
Assistenzarzt Viszeral- und Transplantationschirurgie
Universitätsklinik Inselspital, Universität Bern
Murtenstrasse
CH-3010 Bern

Kap. 4., 7.

Dr. Alain Schöpfer
Oberarzt Klinik und Poliklinik für Gastroenterologie
Universitätsklinik Inselspital
Universität Bern
Murtenstrasse
CH-3010 Bern

Kap. 5., 6.

Dr. Zeno Stanga
Oberarzt Klinische Ernährung und
Klinik und Poliklinik für Allgemeine Innere Medizin
Universitätsklinik Inselspital
Universität Bern
Murtenstrasse
CH-3010 Bern

Kap. 2., 3., 5., 6.

Anna-Barbara Sterchi
Leiterin Ernährungsberatung Erwachsene
Universitätsklinik Inselspital
Universität Bern
Murtenstrasse
CH-3010 Bern

Kap. 6.

Dr. Markus Wagner
Chefarzt Chirurgie Spitalzentrum Oberwallis
Pflanzettastrasse 6
Spital Visp
CH-3930 Visp

Kap. 2.

Dr. Mathias Worni
Oberarzt Stv. Chirurgische Klinik
Spitalzentrum Biel
Vogelsang 84
CH-2501 Biel

Kap. 2., 3., 6.

Inhaltsverzeichnis

1.	**Einführung**	**12**
2.	**Physiologie und Pathogenese**	**14**
2.1.	Physiologie	14
2.2.	Pathogenese	16
3.	**Ätiologie und Klinik der exokrinen Pankreasinsuffizienz**	**20**
3.1.	Chronische Pankreatitis	20
3.2.	Zystische Fibrose (Mukoviszidose)	22
3.3.	Pankreasgang-Obstruktion	22
3.4.	Pankreasresektionen	23
3.5.	Kurzdarmsyndrom	24
3.6.	Mangelernährung	25
3.7.	Magenresektion	26
3.8.	Diabetes mellitus	26
3.9.	Akute Pankreatitis	26
3.10.	Störung des Gallensäuremetabolismus	27
3.11.	Exokrine Pankreasfunktion im Alter	27
3.12.	Seltene Ursachen	27
4.	**Symptome und Differentialdiagnose**	**30**
5.	**Diagnostik**	**34**
5.1.	Abklärung und Verlaufskontrollen beim/durch den Hausarzt	34
5.2.	Weitergehende Abklärungen	35
5.3.	Indikation zur Durchführung einer Untersuchung der exokrinen Pankreasinsuffizienz	44
6.	**Therapie der exokrinen Pankreasinsuffizienz**	**48**
6.1.	Ernährungsmaßnahmen bei exokriner Pankreasinsuffizienz	48
6.2.	Enzymsubstitution	49
6.3.	Interventionelle und operative Behandlung bei exokriner Pankreasinsuffizienz	53
6.4.	Praktische Empfehlungen bei exokriner Pankreasinsuffizienz	54
7.	**Fallbeispiele**	**58**
8.	**Literatur**	**66**
9.	**Abkürzungen**	**72**
	Index	**74**

Einführung

1. Einführung

Neben der zentralen endokrinen Funktion beim Glukosestoffwechsel mit der Produktion von Insulin, Glukagon und weiteren Hormonen steht die Bauchspeicheldrüse auch im Zentrum der Verdauung. Diese exokrine Funktion des Pankreas soll hier genauer analysiert werden. Die exokrine Pankreasinsuffizienz ist keine Diagnose, sondern ein Symptom, dem eine Vielzahl verschiedener Grundkrankheiten zugrunde liegen können. Die exokrine Pankreasinsuffizienz ist definiert als globale oder partielle Funktionseinschränkung der pankreatischen Sekretion von Amylase, Lipase, Proteasen und Bicarbonat. Dies haben wir alle während des Medizinstudiums gelernt. Ebenso haben wir im Laufe unserer praktischen Tätigkeit erfahren, dass die exokrine Pankreasinsuffizienz häufig nicht mit den klassischen Spät-Symptomen Diarrhoe, Steatorrhoe und Maldigestion einhergeht, sondern mit diffusen Symptomen, die schwer einzuordnen sind. Nach wie vor ist die Alkohol-induzierte chronische Pankreatitis die häufigste Ursache der exokrinen Pankreasinsuffizienz. Es ist aber für den Hausarzt auch wichtig, die Vielfalt der übrigen Gründe der exokrinen Pankreasinsuffizienz zu kennen. Hier sei insbesondere auch auf die eingeschränkte exokrine Pankreasfunktion ab der siebten Lebensdekade und auf die Altersform der idiopathischen chronischen Pankreatitis hingewiesen, Krankheitsbilder, die noch zu wenig in den entsprechenden Lehrbüchern beschrieben werden, aber wegen der Zunahme der betagten Bevölkerung häufiger sind und häufiger diagnostiziert werden sollten.

Die internationale statistische Klassifikation der Krankheiten und verwandter Gesundheitsprobleme (ICD-10) führt für die exokrine Pankreasinsuffizienz keinen eigenen Code, sondern kennt lediglich die Malabsorption (K90.9) oder Malnutrition (E46), sodass über die statistischen Ämter keine flächendeckende Information über die Häufigkeit der exokrinen Pankreasinsuffizienz verfügbar ist. Einzig die Spätform, die pankreatische Steatorrhoe, ist mit dem Code K90.3 erfasst. Tab. 1.1 zeigt die in der Schweiz gemäß Vorgabe durch den Gesetzgeber erfassten Daten der Jahre 2001, 2003 und 2005. Die Zahlen ergeben eine Zunahme der erfassten chronischen Pankreatitiden: Um 21 % vom Jahre 2003 zum Jahre 2005 und um 14,5 % von 2001 bis 2003. Auch die Diagnose eines Pankreaskarzinomes wurde häufiger erfasst (7,3 % Zunahme von 2003 zu 2005). Ob dies einer tatsächlichen Zunahme von Pankreaserkrankungen entspricht, oder ob es sich lediglich um eine exaktere Codierung handelt, bleibt offen. Die Tabelle zeigt aber auch, dass die Symptome der exokrinen Pankreasinsuffizienz (zu) häufig nicht erkannt werden. In einer "population-based" Studie aus Deutschland wurde anhand einer Gruppe von 914 Personen im Alter von 50-75 Jahren mittels Messung der Stuhl-Elastase eine Prävalenz von 11,5 % ermittelt, was wahrscheinlich für die Schweiz ebenfalls zutreffen dürfte (1).

Diagnosen	2005 HD	2005 ND	2003 HD	2003 ND	2001 HD	2001 ND
Chronische Pankreatitis [1]	338	1195	409	855	459	655
Pankreatische Steatorrhoe [2]	4	37	4	35	1	36
Pankreaskarzinom [3]	536	433	566	337	511	250
Anzahl erfasste HD	1.381.980		1.340.646		1.233.318	
Wohnbevölkerung der Schweiz			7.364.100			

Tab. 1.1: Zusammenstellung der gemäß den gesetzlichen Vorgaben statistisch erfassten Diagnosen Chronische Pankreatitis, Pankreatische Steatorrhoe und Pankreaskarzinom der Jahre 2001, 2003 und 2005 in der Schweiz.
[1] Summe der Codes K86.1 (chronisch rezidivierend) und K 86.0 (chronisch Alkohol-induziert).
[2] Code K90.3.
[3] Code C25.9. HD: Hauptdiagnose; ND: Nebendiagnose.

Physiologie und Pathogenese

2. Physiologie und Pathogenese

2.1. Physiologie

Die mechanische Zerkleinerung der Nahrung durch die Zähne, die zuckerspaltende Wirkung der Speichelamylase sowie die zersetzende Wirkung der Magensäure und des Pepsins sind wichtige Vorbereitungsschritte für die Verdauung. Die Nahrung wird im Magen weiter mechanisch zerkleinert, eine wichtige Voraussetzung für die Verdauung durch die Pankreasenzyme.

Die Freisetzung von Pankreasfermenten kann in vier Phasen unterteilt werden. Tab. 2.1 fasst die Verdauungsphasen sowie die hauptsächlichen Stimulatoren der Pankreassekretion zusammen. Unter physiologischen Bedingungen kommt es zu einer Überlappung und gegenseitiger Beeinflussung der einzelnen Phasen untereinander.

Verdauungs-phasen	Stimulation der Pankreas-sekretion vor allem durch:
Interdigestive Phase	Propulsive Dünndarm-peristaltik
Digestive Phase	Zephale Phase, Anblick der Nahrung, Geruch, Geschmack, Kauen
Gastrale Phase	Magenwanddehnung, Gastrin
Intestinale Phase	Chymus im Duodenum, Sekretin, Cholezystokinin, Monoglyceride, Peptide, Aminosäuren

Tab. 2.1: Verdauungsphasen sowie die hauptsächlichen Stimulatoren der Pankreassekretion.

> Für alle Phasen der Verdauung gilt: Das Pankreas anregende Stimuli erfolgen sowohl über den N. vagus als auch über humorale Regelkreise.

Die *interdigestive* oder *basale Sekretion* besteht bei Nahrungskarenz und tritt unter Alltagsbedingungen dann auf, wenn die aufgenommene Nahrung verdaut und vom Dünndarm resorbiert worden ist. Neben einer Stimulation durch eine basal zirkulierende Plasmakonzentration von Cholezystokinin und anderen Hormonen (Motilin) werden spontane vagale cholinerge Tonusschwankungen für die Modulation der interdigestiven Pankreassekretion postuliert. Die Pankreassekretion in der interdigestiven Verdauungsphase (ergänzt durch die Galleausscheidung) erlaubt den Dünndarm zu säubern, vor einer bakteriellen Überwucherung zu schützen und andere schädliche Kollektionen intraluminal zu verhindern (2).

Die Pankreasenzymsekretion der *zephalen Phase*, welche durch bedingte Reflexe eingeleitet wird, erfolgt im Wesentlichen über den N. vagus sowohl durch direkte Pankreasstimulation als auch indirekt über Säuresekretion sowie Sekretinfreisetzung (3).

Die *intestinale Phase* der Pankreassekretion beginnt mit dem Eintritt von Salzsäure und Speisebrei in das Duodenum. Hier kommt es zu einer Auschüttung von Pankreasstimulatoren, ausgelöst durch einen intraduodenalen pH-Abfall auf < 4,5, durch Lipide (insbesondere durch Fettsäuren) und in schwächerem Ausmaß durch Stärke- und Proteinabbauprodukte.

> Die intestinale Phase der Pankreassekretion ist die quantitativ bedeutsamste Phase der Enzym- und Bikarbonatproduktion.

Die wichtigsten Mediatoren der intestinalen Phase sind Sekretin und Cholecystokinin, in deutlich geringerem Umfang spielen auch weitere Peptide wie vasoaktives intestinales Polypeptid, Gastrin, Substanz P und Neurotensin eine Rolle. In Tab. 2.2 sind die wichtigsten Stimulatoren für die Freisetzung von Sekretin und Cholecystokinin zusammengestellt.

- Niedriger intraluminaler pH im Duodenum
- Fette im Speisebrei
- Peptide im Speisebrei
- Aminosäuren im Speisebrei

Tab. 2.2: Stimulatoren für die Freisetzung von Sekretin und Cholecystokinin.

Die höchsten Bildungskonzentrationen von Cholecystokinin finden sich im Duodenum und Jejunum, geringe Mengen sind im terminalen Ileum und im Pankreas nachweisbar. Cholecystokinin induziert die Gallenblasenkontraktion sowie

2.1. Physiologie

dosisabhängig eine Steigerung der exokrinen Pankreasenzymsekretion und der durch Sekretin vermittelten Bikarbonat- und Volumenproduktion (Elektrolyte und Wasser). Nach der Nahrungsaufnahme steigt die Pankreasenzymsekretion rasch auf das 6-10fache der basalen Sekretion an, wobei das Maximum postprandial innerhalb von 20-30 Minuten erreicht wird (4). Anschließend fällt die Sekretion ab, bleibt aber für 3-4 Stunden auf einem erhöhten Wert stabil (3-4fach über der basalen Sekretion), bevor der interdigestive Zustand wieder eingenommen wird (5). Ausmaß und Dauer der digestiven Antwort sind von Energiegehalt, Volumen, Osmolarität, Temperatur, Konsistenz und Zusammensetzung der Nahrung abhängig (6). Hochkalorische Mahlzeiten führen zu einer länger anhaltenden Stimulation der Pankreassekretion, entweder direkt oder indirekt über eine verzögerte Magenentleerung.

Die Bauchspeicheldrüse produziert täglich 1,5-3 Liter Sekret, welches über die Papilla vateri in das Duodenum abfließt. Das Sekret ist reich an Verdauungsenzymen und Bikarbonat (HCO_3^-). Die Verdauungsenzyme sind ca. 5-15 g Proteine, was bei einem täglichen Gesamtbedarf eines erwachsenen Menschen von 70 g Proteinen einem Anteil von 7 bis 21 % entspricht. Alle Pankreasenzyme werden in den Azini der Bauchspeicheldrüse produziert, welche die höchste Proteinsyntheserate des Körpers haben.

Die Bauchspeicheldrüse verfügt über eine große funktionelle Reserve. Insbesondere die Kapazität das Enzym Lipase zu sezernieren, ist bei gesunden Individuen deutlich höher (evtl. um bis zu einem Faktor 10), als für die Verdauung bei durchschnittlicher täglicher Fetteinnahme notwendig ist. Dies entspräche einer Menge von lediglich ca. 100 ml Pankreassaft, die täglich produziert werden müsste, um eine vollständige Fettresorption zu erzielen (7). Diese Zahlen gehen auf Arbeiten in den frühen 70er Jahren zurück. Die massive Überproduktion von pankreatischer Lipase wurde in neueren Arbeiten in Frage gestellt (8).

Für eine suffiziente Kohlenhydrataufnahme ist die zuckerspaltende Wirkung der Pankreasamylase entscheidend. Für die proteolytische Aktivität des Pankreassaftes sind vor allem die Proteasen Trypsin und Chymotrypsin verantwortlich und für die Fettverdauung die Lipase, Phospholipase und Cholesterinesterase.

> Für eine vollständige Verdauung braucht es zusätzlich zu den Pankreasfermenten auch verschiedene Verdauungshilfen anderen Ursprungs.

Die wichtigsten Verdauungsfaktoren und deren wesentliche Quellen für die drei Grundbausteine Kohlenhydrate, Lipide und Proteine sind in Tab. 2.3 zusammengefasst.

Neben der Pankreasamylase sind für die Kohlenhydrat-Verdauung auch die Speichelamylase und die Oligosaccharidasen in den Dünndarmzotten relevant. Die intestinale Kohlenhydrat-Verdauung kann einen Ausfall der Pankreasamylase weitgehend kompensieren, weshalb es bei exokriner Pankreasinsuffizienz nur zu einer diskreten Kohlenhydrat-Malabsorption kommt. Ähnlich erfolgt der Abbau der Proteine nicht alleine über die Pankreasproteasen, sondern auch über das Pepsin des Magens und die Dünndarmpeptidasen.

Ursprung	Kohlenhydrate	Lipide	Proteine
Pankreas	Pankreasamylase	Pankreaslipase und Colipase Phospholipasen, Cholinesterase Carboxylesterhydrolase	Pankreasproteasen Trypsin, Chymotrypsin Elastase, Carboxypeptidase
Magen	Speichelamylase	Gastrische Lipase	Pepsin, Kathepsin, Salzsäure
Intestinum	Speichelamylase Glukosidasen (Laktase, Maltase, Saccharase)	Intestinale Lipase	Peptidasen
Leber/Galle		Gallensäuren	
Mund	Speichelamylase, Ptyalin		

Tab. 2.3: Chemische Verdauung von Kohlenhydraten, Lipiden und Proteinen. Übersicht über Verdauungssekrete sowie deren Ursprung.

Die Menge und Aktivität der Magen- und Zungengrundlipase kann den vollständigen Verlust der Pankreaslipase nicht kompensieren. Insgesamt zeigen aber neuere Arbeiten, dass die gastrische Lipase bis zu 30 % der Fettverdauung übernehmen kann (8, 9) (☞ Tab. 2.3).

> Die Verdauung der Lipide der Nahrung geschieht hauptsächlich über die Lipasen der Bauchspeicheldrüse. Zusätzlich sind für die Lipid-Verdauung auch die Gallensäuren notwendig. Durch Spaltung der zusammengesetzten Lipide entstehenden Bruchstücke, die mit Hilfe von Gallensäuren Micellen bilden, in die auch andere Lipide, insbesondere lipidlösliche Vitamine eingeschlossen werden. Erst nach Micellenbildung ist die Dünndarmmukosa in der Lage, Lipide zu resorbieren.

Die Micellenbildung wird ermöglicht durch die amphipatischen (hydrophilen und hydrophoben) Eigenschaften der Gallensäuren. Die Gallensäuren unterliegen einem enterohepatischen Kreislauf. Dabei werden die von der Leber über die Galle ausgeschiedenen, konjugierten Gallensäuren im terminalen Ileum über einen sekundär aktiven Natrium-Co-Transporter wieder rückresorbiert. Die Kapazität dieses Transporters ist sehr hoch. Es kommt zu einer mehr als 90-prozentigen Rückresorption. Bei normaler Funktion führt dies zu einer hohen Konzentration an Gallensäuren im Bereich des Dünndarmes und einer niedrigen Konzentration im Bereich des Dickdarmes. Gallensäureausscheidung und Sekretion von Pankreassaft sind miteinander gekoppelt: Eine Infusion von Gallensäuren in den proximalen Dünndarm hemmt die Ausscheidung von Enzymen und Cholecystokinin. Umgekehrt stimuliert eine niedrige Gallensäurekonzentration Ausscheidung von Enzymen und Cholecystokinin (10).

Das *Bikarbonat im Pankreassaft* hat die wichtige Aufgabe, den pH im Duodenum aus dem sauren Bereich zu bringen. Pankreasenzyme wirken am besten bei einem neutralen bis leicht alkalischen pH.

> Neben den Enzymen kommt der Bikarbonatsekretion eine zentrale Bedeutung für eine suffiziente Verdauung zu.

Der pH-Wert des Pankreassekretes liegt physiologisch zwischen 8,0 und 8,5. Die Bikarbonatmenge erreicht 150 mEq/l.

2.2. Pathogenese

> Unabhängig von der klinischen Ursache können 3 verschiedene Pathomechanismen der exokrinen Pankreasinsuffizienz je einzeln oder kombiniert zugrunde liegen:
> - Untergang von exokrinem Gewebe: Das Pankreas bildet zu wenig Sekret
> - Das Sekret gelangt nicht in genügender Menge ins Duodenum
> - Das Sekret wird intestinal vermehrt inaktiviert

Grundlegende Störungen der gastrointestinalen Physiologie im Rahmen der exokrinen Pankreasinsuffizienz sind in Tab. 2.4. aufgeführt.

Störung	Pathogenese
Tiefer pH in Duodenum und/oder Jejunum	• Mangel an pankreatischer Bicarbonatsekretion
Magenentleerungsstörung (beschleunigt oder verlangsamt)	• Störung der autonomen Innervation • Ungenügende Hemmung gastrischer Motilität • Verminderte Stimulation durch intestinale Lipidsensitive Rezeptoren • Reduzierte Myoelektrische Funktion
Gallensäuremangel (funktionell)	• Ausfällung im Bereiche des Gastrointestinaltraktes bei tiefem pH
Intestinale Motilitätsstörung (beschleunigter Transit)	• Folge beschleunigter Magenentleerung • Störung der autonomen Innervation

Tab. 2.4: Störungen der gastrointestinalen Physiologie im Rahmen der exokrinen Pankreasinsuffizienz.

2.2. Pathogenese

Der Zusammenhang zwischen dem aufgrund der exokrinen Insuffizienz auftretenden Mangel an pankreatischer Bikarbonatsekretion und dem erniedrigten pH im Duodenum und/oder Jejunum ist gut dokumentiert und scheint pathogenetisch klar (11).

Weit komplexer und nach wie vor kontrovers diskutiert wird die Pathogenese der *Magenentleerungsstörung*. Die Magenentleerung bei Patienten mit exokriner Pankreasinsuffizienz ist meist beschleunigt, wird in einigen Arbeiten aber auch als verzögert beschrieben (12-14). Ebenfalls kontrovers diskutiert wird die Frage, ob die aufgrund der exokrinen Insuffizienz bestehende Malnutrition die Magenentleerung direkt beeinflusst. Zum einen scheint unverdaute oder zumindest ungenügend verdaute Nahrung im Ileum die Magenentleerung zu beeinflussen (15). Zusätzlich weisen neuere Daten darauf hin, dass sowohl beschleunigte als auch verzögerte Magenentleerung eher eine Folge der diabetisch bedingten autonomen Neuropathie sind, die bei Patienten mit exokriner Pankreasinsuffizienz häufig auch vorkommt und weniger direkt durch Malabsorption und Malnutrition verursacht sind (16, 17).

Patienten mit chronischer Pankreatitis (Daten zu exokriner Insuffizienz anderer Ursache sind kaum verfügbar) scheiden eine normale Menge an Gallensäuren aus. Bei exokriner Pankreasinsuffizienz, insbesondere bei Patienten, welche an zystischer Fibrose leiden, kommt es zu einem Mangel an funktionellen Gallensäuren, da diese aufgrund eines zu tiefen intraluminalen pH-Wertes ausfallen. Damit sinkt die micelläre Konzentration der Gallensäuren, womit letztere funktionslos werden. Zusätzlich können die ausgefällten Gallensäuren im terminalen Ileum nicht rückresorbiert werden, sodass dies dann letztendlich auch zu einem Gallensäureverlust führt.

Bei verminderter exokriner Sekretionsleistung des Pankreas stellt die toxische Wirkung von Alkohol auf die Funktion der gastrischen Lipase einen zusätzlichen Faktor für die ungenügende Fettverdauung dar (18).

Ätiologie und Klinik der exokrinen Pankreasinsuffizienz

3. Ätiologie und Klinik der exokrinen Pankreasinsuffizienz

Viele verschiedene Erkrankungen können zu einer Störung der exokrinen Pankreasfunktion führen. Beim Erwachsenen tritt sie mit Abstand am häufigsten bei chronischer Pankreatitis auf. Tab. 3.1 ordnet die wichtigsten Krankheitsbilder, welche mit einer exokrinen Pankreasinsuffizienz assoziiert sind, den 3 grundlegenden Pathomechanismen zu.

- Untergang von exokrinem Gewebe
  - Chronische Pankreatitis
  - Pankreasresektion
  - Z.n. akuter Pankreatitis mit ausgedehnten Nekrosen
  - Zystische Fibrose
  - Diabetes mellitus
- Pankreasgangobstruktion
  - Tumoren von Pankreaskopf, Papilla vateri oder distalem D. choledochus
  - Intraduktale oder zystische Tumore
  - Papillensklerose/-stenose
  - Gangstenosen im Rahmen einer chronischen Pankreatitis oder zystischen Fibrose
- Ungenügende Aktivität des Pankreassekretes
  - Kurzdarmsyndrom
  - Zollinger-Ellison Syndrom
  - Bakterielle Dünndarmüberwucherung
  - Gallensäureverlustsyndrom
  - Intestinaler Wurmbefall

Tab. 3.1: Krankheitsbilder und Pathomechanismen bei exokriner Pankreasinsuffizienz.

3.1. Chronische Pankreatitis

Tab. 3.2 gibt einen Überblick betreffend der unterschiedlichen Ursachen der chronischen Pankreatitis. Das Konzept ist in sich nicht ganz einheitlich, da insbesondere bei der wichtigsten Form einer toxisch-metabolischen Ursache, d.h. der Alkohol-induzierten chronischen Pankreatitis, das Konzept der rezidivierenden akuten Schübe, die zur Induktion der Fibrogenese führen, im Vordergrund steht (Nekrose-Fibrose-Konzept) (20).

- Toxisch-metabolisch
  - Alkohol-induziert
  - Hyperkalzämie-assoziiert
  - Hyperlipidämie-assoziiert
  - Chronische Niereninsuffizienz-assoziiert
- Idiopathisch
  - Late onset
  - Early onset
  - Tropische Pankreatitis
- Genetisch
  - Hereditär (kationische Trypsinogen-Mutation)
  - Andere Mutationen
- Autoimmun
- Rezidivierende akute Pankreatitiden (Nekrose-Fibrose-Konzept)
  - Obstruktiv
  - Tumoren

Tab. 3.2: TIGAR-O-Klassifikation der chronischen Pankreatitis. Unterschiedliche Ursachen der chronischen Pankreatitis. Modifiziert nach (19).

Die häufigste Ursache der chronischen Pankreatitis ist der übermäßige Alkoholkonsum mit 70-80 % aller Fälle. Die Inzidenz der chronischen Pankreatitis variiert mit dem Alkoholkonsum der Bevölkerung. Berichtet wird von 3-10/100.000 Einwohner. Männer sind deutlich häufiger betroffen als Frauen. Weitere Ursachen sind die tropische Pankreatitis (genetisch, Malnutrition?, toxisch?) in Südostasien und Afrika, die durch chronische Hyperkalzämie verursachte Pankreatitis und die chronisch hereditäre Pankreatitis (Mutationen im Trypsinogen- oder CFTR-Gens). Bei ca. 20 % wird keine Ursache der chronischen Entzündung gefunden, sodass solche Formen korrekt als idiopathisch bezeichnet werden.

Über den Zusammenhang zwischen dem Auftreten der chronischen Pankreatitis und vermehrter Alkoholeinnahme besteht noch keine vollständige Klarheit. Beschrieben werden eine Obstruktions-, eine Detoxifikations- und eine toxisch-metabolische Pathogenese (20-22). Rezidivierende akute Pankreatitiden führen auf Grund der intrapankreatischen Aktivierung von Entzündungszellen zu einer Aktivierung der pankreatischen Sternzellen (*pancreatic stellate cells*). Diese Zellen (Myofibroblasten) wurden in den letzten Jahren als Schlüsselelement der Fibrogenese charakterisiert (20).

Histologisch handelt es sich bei der chronischen Pankreatitis um eine nicht infektiöse Entzündung der Bauchspeicheldrüse mit fokalen Nekrosen und entzündlichen Infiltraten. Sie ist charakterisiert durch einen graduellen und letztendlich irreversiblen Ersatz normaler Azinuszellen durch entzündliches und fibrotisches Gewebe. Die Gewichtung zwischen Entzündung und Fibrose ist von der Aktivität der Erkrankung abhängig. Schließlich kommt es durch die Vernarbungsprozesse zu einer kontinuierlichen Abnahme der exokrinen Funktion und häufig auch zur Entwicklung eines pankreatopriven Diabetes mellitus (23). Die Inselzellen überleben jedoch im Verlauf der Entzündung/Fibrose länger als die Azinuszellen.

Die morphologischen Veränderungen bei chronischer Pankreatitis treten unabhängig von der zu Grunde liegenden Ursache auf und umfassen:
- Atrophie der Azini
- Fibrose, Zunahme der extrazellulären Matrix
- Chronische Entzündung
- Gangunregelmäßigkeiten (Gangstenosen, -dilatationen)
- Verkalkungen (intraduktal, sogenannte Gangsteine)

Schmerz ist das Kardinalsymptom der chronischen Pankreatitis. Dabei wird der Schmerz als dumpfer, konstanter epigastrischer Schmerz wahrgenommen, der häufig, jedoch nicht immer, in den Rücken ausstrahlt. Gelegentlich ist der Schmerz mit Übelkeit oder Erbrechen verbunden. In den initialen Stadien der chronischen, vor allem Alkohol-induzierten Pankreatitis, sind die Beschwerden häufig nur gering. Im Laufe der Zeit und mit Zunahme der Erkrankung nehmen die Häufigkeit der Schmerzen und deren Intensität zu. Durch Nahrungsaufnahme, insbesondere fettige Mahlzeiten oder Alkohol, wird die Schmerzintensität jeweils verstärkt, sodass die Patienten Mahlzeiten auslassen und auch deshalb an Gewicht verlieren. Bis zu 15 % der Patienten mit einer chronischen Pankreatitis beklagen keine Schmerzen. Vor allem bei der *late onset* idiopathischen chronischen Pankreatitis kann das Symptom Schmerz völlig fehlen. Leitsymptome sind ein ungewollter Gewichtsverlust oder Flatulenz und Diarrhoe als Folge einer bereits manifesten exokrinen Pankreasinsuffizienz.

Eine relevante multifaktoriell bedingte *Maldigestion* manifestiert sich bei etwa einem Drittel der Patienten mit chronischer Pankreatitis (7, 24). In Tab. 3.3 sind die Symptome der chronischen Pankreatitis zusammengestellt.

- Schmerz
- Gewichtsverlust
- Flatulenz
- Diarrhoe
- Ikterus
- Diabetes mellitus *

Tab. 3.3: Symptome der chronischen Pankreatitis. Beachte: insbesondere die *late onset* idiopathische chronische Pankreatitis kann ohne Schmerzen einhergehen.
* nach der American Diabetes Association als Type III klassifiziert.

Bei der klinischen Untersuchung zeigt sich typischerweise ein untergewichtiger Patient in reduziertem Allgemeinzustand. Da heute in westlichen Ländern ein wesentlicher Teil der Bevölkerung adipös ist, präsentieren sich jedoch viele Patienten trotz deutlichem Gewichtsverlust nicht in untergewichtigem Zustand.

Bei ungewolltem Gewichtsverlust ist differentialdiagnostisch immer auch ein maligner Prozess zu bedenken. Bei chronischer Pankreatitis ist das Risiko 9 Mal höher ein Pankreaskarzinom zu entwickeln als in der Normalbevölkerung. Insbesondere bei Alkohol-induzierter chronischer Pankreatitis ist ein Ikterus möglich. Die Ursache kann eine Alkohol-induzierte Hepatopathie oder eine mechanische Obstruktion des intrapankreatisch verlaufenden Ductus choledochus (entzündlicher Pankreaskopftumor, Pankreaspseudozyste) sein.

3.2. Zystische Fibrose (Mukoviszidose)

Die zystische Fibrose ist die häufigste Ursache einer exokrinen Pankreasinsuffizienz und Malabsorption bei Kindern und jungen Erwachsenen. Sie ist die häufigste autosomal rezessiv vererbte, schlussendlich letale Stoffwechselkrankheit der weißen Bevölkerung Europas und Amerikas. 4 bis 5 % der mitteleuropäischen Bevölkerung sind heterozygote Genträger Die Erkrankungshäufigkeit liegt bei 1:3.000 Geburten. 1989 konnte das für die zystische Fibrose verantwortliche Gen charakterisiert werden. Es besteht aus einer Mutation auf dem langen Arm des Chromosom 7, welches für das "cystic fibrosis transmembrane conductance regulator" Protein (CFTR) codiert. Funktionell wirkt sich der Defekt des CFTR-Proteins nur bei den exokrinen Drüsen aus, besonders beim Pankreas und zusätzlich bei der Lunge. Zur Diagnosesicherung sollte ein Pilokarpin-Iontophorese-Schweißtest zur Bestimmung des Chloridgehaltes und, falls positiv (Chloridkonzentration > 60 mmol/l), eine Genotypisierung mittels PCR bzgl. des CFTR-Gens in einer Blutentnahme durchgeführt werden. Für den Schweißtest wird ein spezielles Gerät benötigt, um den Schweiß schmerzfrei zu sammeln. In den Kinderspitälern sind solche Geräte vorhanden. Der durch die exokrinen Drüsen produzierte muköse Schleim ist zu zäh und kann nicht adäquat abfließen. Im Bereich der Lunge führt dies zu rezidivierenden Pneumonien. Daraus resultieren respiratorische Infekte, Bronchiektasen und eine respiratorische Insuffizienz mit chronischer Hypoxie und Ausbildung eines Cor pulmonale.

Eine zunehmende exokrine Pankreasinsuffizienz entwickelt sich bei 80-90 % der homozygoten Patienten. Die azinären und tubulären Zellen des Pankreas produzieren ein hochviskröses Sekret, welches arm ist an Bikarbonat und Wasser. Als Folge kommt es zu einer obstruktiven Pankreatitis mit zunehmender Dilatation der Drüsenausführungsgänge, Fibrose und Destruktion der Drüsenazini. Die noch sezernierten pankreatischen Enzyme können wegen des im Duodenum persistierenden sauren pH ihre Wirkung nicht entfalten. Die endokrine Funktion der Bauchspeicheldrüse bleibt lange Zeit erhalten, meist entwickelt sich aber im späten Verlauf bei zunehmender Fibrosierung ein Diabetes mellitus (25, 26).

3.3. Pankreasgang-Obstruktion

Eine akut auftretende Obstruktion des Pankreasganges kann eine akute Pankreatitis auslösen. Dies ist gut bekannt aus verschiedenen Tiermodellen. Man nimmt an, dass die temporäre Gangobstruktion, welche im Rahmen einer ERCP auftreten kann, ein Faktor in der nach wie vor nicht vollständig klaren Genese der post-ERCP-Pankreatitis darstellt. Tritt eine Stauung des Ganges langsam auf und besteht diese über längere Zeit kommt es proximal des Hindernisses zur Gangdilatation sowie zur Atrophie des Pankreasparenchyms.

Ursachen für eine Gangobstruktion sind neben Stenosen und Verkalkungen, die im Rahmen der chronischen Pankreatitis auftreten, insbesondere auch Tumoren im Bereich des Pankreashauptganges und anatomische Varianten.

Im Rahmen der *chronischen Pankreatitis* kann es durch Stenosen und Verkalkungen im Bereich des Hauptganges zu einer zusätzlichen Gangobstruktion und damit Verschlechterung der exokrinen Funktion kommen.

Der häufigste *Tumor*, welcher zu einer Pankreasgang-Obstruktion führt, ist zweifellos das duktale Adenokarzinom, welches häufiger im Pankreaskopf und seltener im Pankreaskorpus oder -schwanz auftritt. Jährlich treten ca. 10 neue Fälle auf 100.000 Einwohner auf.

Obwohl in der Behandlung des duktalen Adenokarzinomes Fortschritte erzielt wurden, stirbt nach wie vor fast jeder Patient letztendlich an diesem Leiden, weshalb es bei Frauen die fünft- und bei Männern die vierthäufigste Todesursache in der Krebstodesstatistik ist. 80 % der neuentdeckten Pankreaskarzinome sind zum Zeitpunkt der Diagnose bereits in einem lokal fortgeschrittenen oder metastasierten Stadium, sodass kein kurativer Therapieansatz mehr möglich ist. Die Ätiologie dieser Erkrankung ist weiterhin ungeklärt. Begünstigende Faktoren sind Rauchen, eine Ernährung mit hohem Fettanteil sowie eine lange bestehende alkoholbedingte chronische Pankreatitis (27). Klinisch zeigen die Patienten charakteristischerweise Rückenschmerzen, Gewichtsverlust, Ikterus mit Stuhlentfärbung und Urinverfärbung bei Tumoren im Pankreaskopf, Übelkeit und Erbrechen.

Eine exokrine Pankreasinsuffizienz mit Steatorrhoe tritt erst bei länger bestehender Obstruktion auf, sodass bei diesen Patienten häufig Tumor-assoziierte Allgemeinsymptome wie Schmerzen, Inappetenz und AZ-Verschlechterung dominieren.

> Die Behandlung einer exokrinen Pankreasinsuffizienz ist für diese Patienten enorm wichtig, damit diejenige Nahrung, welche die Patienten noch zu sich nehmen, wenigstens gut verdaut und die Nährstoffe aufgenommen werden können, womit Gewichtsverlust und Allgemeinzustand gebessert werden können.

Intraduktal papillär muzinöse Neoplasien sind Pankreastumoren, die erst während der letzten Dekade zunehmend genauer charakterisiert wurden (28). Es handelt sich um Tumore, welche primär noch gutartig sind, über die Jahre jedoch in ein invasives Karzinom übergehen können. Bei Tumoren, die primär im Hauptgang wachsen (*main-duct type* im Vergleich zu dem weniger aggressiven *branch-duct type*) ist die chronische Gangobstruktion das pathognomonische Leitsymptom für die morphologischen und funktionellen Veränderungen, die im Rahmen der Krankheit auftreten: Morphologisch imponieren diese Tumoren als zystische Gebilde mit proximal davon deutlich dilatiertem Pankreashauptgang. Eine exokrine Pankreasinsuffizienz unterschiedlichen Ausmaßes ist häufig nachweisbar (☞ Fallbeispiel 1, Kap. 7.).

Beim *Pancreas divisum* handelt es sich um eine anatomische Variante. Embryologisch kommt es nicht zu einer Verschmelzung der beiden Pankreasgänge (Fusionsstörung). Als Folge wird der dorsale Pankreaskopf, der -korpus und der -schwanz nicht wie üblich über die Papilla major (Ductus Wirsungianus) sondern über die Papilla minor (Ductus Santorini) drainiert. Man nimmt an, dass für die Sekretmenge eine relative Stenose im Bereiche der Papilla minor besteht, was zu einer akuten Pankreatitis führen kann. Entsprechend diesem mechanistischen Denkschema wird zur Therapie dann eine Papillotomie der Minorpapille empfohlen. Ob man mit diesem Ansatz dem Problem der Pankreas-divisum-assoziierten Pankreatitis wirklich gerecht wird, ist Gegenstand aktueller Diskussionen (29). Auch die grundsätzliche Pathogenität des Pankreas divisum wird kontrovers diskutiert (30).

3.4. Pankreasresektionen

Abhängig von der Lokalisation und dem Ausmaß eines Eingriffes an der Bauchspeicheldrüse führt jede Resektion zu einer Verminderung des funktionellen Pankreasgewebes. Auf der anderen Seite wird bei gewissen Operationen, sei es bei der Resektion von Tumoren im Kopfbereich oder einem vergrößerten Pankreaskopf im Rahmen einer chronischen Pankreatitis die Obstruktion des Pankreashauptganges behoben und das Sekret kann wieder frei in den Darm abfließen, womit der Druck im Gewebe abnehmen und sich die Funktion erholen kann. Diese pathophysiologischen Abläufe sind im Tiermodell gut, beim Menschen kaum dokumentiert, werden aber für die Erklärung einer verbesserten endo- oder exokrinen Funktion nach Resektion eines Pankreaskopfes hinzugezogen.

Tab. 3.4 zeigt eine Zusammenstellung der heutzutage gängigen Operationen am Pankreas mit dem dazugehörigen Ausmaß der Resektion.

Bei der chronischen Pankreatitis besteht häufig schon vor der Pankreas(kopf)-Resektion eine exokrine Pankreasinsuffizienz. Auch ist bekannt, dass der fibrotische Umbau im Pankreas auch nach Sistieren der auslösenden Noxe weitergehen kann, sodass es meist unmöglich ist, festzulegen, inwieweit die exokrine Pankreasinsuffizienz durch die Resektion von Pankreasgewebe bedingt ist. Insgesamt gibt es nur wenige Daten, welche die exokrine Funktion nach Pankreasresektion untersucht haben. Diese stammen mehrheitlich von Patienten mit chronischer Pankreatitis und haben aufgezeigt, dass eine Verschlechterung der exokrinen Funktion häufig, aber nicht obligat ist. Diese ist abhängig vom Ausmaß der Pankreas-Parenchymresektion und der vorbestehenden Pankreasschädigung beziehungsweise dem Funktionszustand des Restpankreas.

Eine Verbesserung der Bauchspeicheldrüsenfunktion nach erfolgter Teil-Organresektion ist möglich, aber meist nicht ausreichend, um das Ausmaß des Gewebeverlustes zu kompensieren. Ein Vergleich zwischen pankreatikogastraler und pankreatikojejunaler Anastomose nach Pyloruserhaltender Pankreatikoduodenektomie zeigte eine

Operation	Hauptindikation	Beschreibung
Duodenopankreatektomie	• Pankreaskopftumore • Distale Gallengangstumore • Papillentumore	Entfernung von Duodenum, Pankreaskopf mit Processus uncinatus und der extrahepatischen Gallenwege distal der Hepatikusgabel
Pankreaslinksresektion	• Tumore im Pankreasschwanz und linksseitigen Pankreaskorpus	Entfernung des linksseitigen Pankreas in unterschiedlichem Ausmaß mit oder ohne gleichzeitige Splenektomie je nach Tumortyp
Mittelsegment-Resektion	• Benigne oder prämaligne Tumore im Pankreaskorpus	Entfernung eines Segmentes aus dem Pankreaskorpus
Duodenumerhaltende Pankreaskopfresektion	• Pankreaskopfvergrößerung bei chronischer Pankreatitis	Entfernung des vergrößerten Pankreaskopfes unter Mitnahme eines Teiles des Processus uncinatus

Tab. 3.4: Operationen am Pankreas und Ausmaß der Resektion.

deutlich schlechtere exokrine Funktion bei pankreatikogastraler Anastomose, da die Bauchspeicheldrüsenenzyme durch den sauren pH früh deaktiviert werden (31).

3.5. Kurzdarmsyndrom

Eine Mangelernährung aufgrund einer ungenügenden Dünndarmlänge, sei es als Folge einer Resektion oder einer ausgedehnten Erkrankung (z.B. Morbus Crohn), wird als Kurzdarmsyndrom bezeichnet. Je nach Lokalisation der fehlenden Dünndarmkomponenten kann es beim Kurzdarmsyndrom zu einer erheblichen Störung physiologischer Regelkreise der Pankreassekretion kommen. Dadurch kann eine exokrine Pankreasinsuffizienz auftreten, obwohl die Bauchspeicheldrüse (initial) nicht erkrankt ist. In Tab. 3.5 sind Resektionen von verschiedenen Darmabschnitten und deren Einfluss auf die Verdauung zusammengestellt.

Reseziertes Segment	Folge
Magenresektion	• Beschleunigte Passage, ungenügende Wirkung der Pankreasfermente • Verminderte Freisetzung von Sekretin und Cholezystokin-Pankreozymin
Duodenum oder proximaler Dünndarm	• Beschleunigte Magenentleerung • Verminderte Transitzeit • Unverträglichkeit hyperosmolarer Flüssigkeit • Verminderte duodenale und jejunale Sekretion von Sekretin und Cholezystokinin
Ileum	• Verminderte Rückresorption der Gallensäuren und fehlende Aufnahme von Vitamin B12 • Verminderte Flüssigkeitsresorption, Diarrhoe • Verzögerte Magenentleerung und erhöhte Transitzeit
Kolon	• Gesteigerter Verlust von Wasser und Natrium

Tab. 3.5: Resektionen im Magen-Darm-Trakt und deren möglicher Einfluss auf die Verdauung.

Die beschleunigte Magenentleerung nach einer Duodenum- oder proximalen Jejunumresektion ist Folge der abnehmenden/fehlenden reflektorischen Hemmung der Magenentleerung. Letztere tritt normalerweise ein, wenn Speisebrei in die genannten Dünndarmabschitte gelangt (33).

Durch die verringerte duodenale und jejunale Sekretion von Sekretin und Cholezystokinin kommt es zu einer Abnahme der Gallenblasenkontraktion und der exokrinen Pankreassekretion. Zudem kann dieser Mechanismus auch zu erhöhten Serum-Gastrinspiegeln mit gesteigerter Magensäuresekretion führen, deren Folge ein erniedrigter pH-Wert im Dünndarm ist. Diese Azidität im Dünndarm verschlechtert die Aktivität der Verdauungsenzyme und führt zu einer leichten Steatorrhoe, in der Regel um 10 g Fettverlust im Stuhl täglich (33). Normalerweise werden die Lipide vollständig resorbiert.

Nach ausgedehnter Dünndarmresektion unter Mitnahme des Ileums kommt es besonders nach hypertonen oder großen Mahlzeiten zu enteralen Flüssigkeitsverlusten. Da im Ileum auch Hormone freigesetzt werden, die eine entscheidende Rolle bei der Magenentleerung und Transitzeitregulierung haben, kommt es nach ausgedehnter Resektion zu Störungen der intestinalen Passage (34).

Die Folgen einer Ileozoekalklappenresektion sind eine Abnahme der Transitzeit, möglicher Reflux von Koloninhalt und bakterielle Kolonisierung des Dünndarms. Diese Veränderungen können ebenfalls eine verminderte Stimulierung der exokrinen Pankreassekretion mit sich bringen.

Das Kolon kann nach ausgedehnten Dünndarmresektionen adaptiv bis zu 6 Liter Flüssigkeit täglich resorbieren. Entsprechend gravierend sind die Folgen, wenn zusätzlich auch das Kolon reseziert werden muss (35).

Beim Kurzdarmsyndrom ist die Malabsorption Folge und im Verlauf auch Ursache des beschleunigten Transits (5, 36). Eine Enzymsubstitution verlängert die Transitzeit (15). Da das exokrine Pankreas eine hohe Reservekapazität aufweist und andere enzymatische sowie nicht-enzymatische Mechanismen einen großen Teil der Protein- und Kohlenhydratverdauung kompensieren können, treten Malabsorptionssymptome erst spät auf.

3.6. Mangelernährung

Eine Protein-Energie-Mangelernährung (PEM) kann zu einer progressiven Pankreasatrophie mit einer exokrinen und endokrinen Insuffizienz führen (37). Bei post mortem Untersuchungen in den neunziger Jahren wurde bei schwerer Mangelernährung eine Pankreasatrophie patho-histologisch nachgewiesen (38).

In der experimentellen Forschung konnte man bei verhungernden Mäusen folgende pathophysiologischen Veränderungen beobachten:

- Abnahme der exokrinen Pankreasfunktion mit Schrumpfung der azinären Zellen
- Cystische Veränderungen der "großen" Pankreasgänge
- Abnahme oder Verlust der Zymogen-Granula der azinären Zellen (39)

Auch bei schwer mangelernährten Patienten konnte man eine Abnahme der Zymogen Granula und erstaunlicherweise eine stimulierte basale Enzymsekretion beobachten (40). Die durchschnittliche Amylasesekretion bei Patienten mit Kwashiorkor (Protein- und Vitamin-Mangel) ist niedriger als bei Patienten mit Marasmus (Protein- und Kalorien-Mangel) (zwei verschiedene Erscheinungsformen der PEM) (41). Dieser Unterschied wurde auf die relativ hohe Einnahme von Kohlenhydraten beim Kwashiorkor zurückgeführt, die die humorale und neurogene Pankreasstimulation aktivieren.

Es besteht bis heute keine Evidenz für ähnliche morphologische Veränderungen oder Einschränkung der pankreatischen Funktion bei Patienten mit Anorexia nervosa. Die gelegentlich aufgewiesenen hohen Werte für Serumamylase sind den hypertrophen Speicheldrüsen zuzuschreiben (42). Patienten mit Untergewicht und fehlender Gewichtszunahme weisen im Vergleich zur Kontrollgruppe Volumen-verminderte Bauchspeicheldrüsen auf. Es besteht eine positive Korrelation zwischen Pankreasgröße und Body Mass Index. Der Pankreaskopfdurchmesser ergibt diesbezüglich die beste Korrelation (43). Es wird angenommen, dass parallel zur Volumenabnahme des Pankreas auch die Stimulation der Pankreassekretion herabgesetzt ist. Die Unfähigkeit, genügend Nahrung zu sich zu nehmen, ein ausgeprägtes Völlegefühl und Blähungen postprandial, sowie die von Anorektikern regelmäßig aufgeführten Abdominalschmerzen können durch die reduzierte Pankreassekretion bei Pankreasdystrophie erklärt werden (44). Da sowohl bei Patienten mit einem restriktiven Essmuster mit kontinuierlicher verminderter Kostzufuhr als auch solchen, die an

Bulimie leiden nur wenig Nahrung überhaupt den Dünndarm erreicht und dort verdaut werden kann, fehlt bei beiden Krankheitsbildern eine adäquate Stimulation der Bauchspeicheldrüse. Die durch die Anorexia oder durch eine Mangelernährung auftretende Pankreasatrophie und exokrine Pankreasinsuffizienz sind reversibel und bilden sich in der Regel innerhalb von Wochen zurück, falls die zugeführte Nahrung genügend ausgewogen und kalorienreich ist (43, 45). Es kommt zu einer deutlichen Größenzunahme des Pankreas, wenn eine adäquate Nahrungszufuhr wieder hergestellt wird oder sogar eine Normalisierung des Essmusters erreicht werden kann, sodass der BMI ansteigen kann. Während der ersten Phase der Rehabilitation ist die Pankreasgröße mehr abhängig von der Energiezufuhr als vom BMI.

3.7. Magenresektion

Bei gastrektomierten Patienten kann postoperativ eine sekundäre exokrine Pankreasinsuffizienz auftreten. Pathophysiologisch kommt es bei fehlendem Primärorgan zu einer verminderten Sekretion von Gastrin, pankreatischem Polypeptid und Cholezystokinin. Zusätzlich kommt es zu einem inadäquaten Vermischen des Speisebreis mit dem Pankreassaft durch zu rasche Entleerung des Magens (46). Die Ursache der Maldigestion und/oder Malabsorption sind multifaktoriell und die exokrine Pankreasinsuffizienz stellt nur einen Faktor dar. Da nach Gastrektomie die intestinale Transitzeit verkürzt ist, kann es bei an sich suffizienter exokriner Sekretionsmenge auf Grund der zu kurzen Digestionsphase zu Zeichen einer Maldigestion kommen. Entsprechend sind dann Maßnahmen zur Korrektur der Transitzeit wichtiger als zusätzliche Zufuhr von Pankreasenzymen (47).

3.8. Diabetes mellitus

Obwohl kein direkter pathogenetischer Zusammenhang zwischen Diabetes mellitus und exokriner Pankreasinsuffizienz besteht, sind endokrine und exokrine Pankreaskomponenten anatomisch und funktionell in mancher Hinsicht verknüpft. Die Prävalenz der exokrinen Pankreasinsuffizienz ist bei Patienten mit Diabetes mellitus höher im Vergleich mit gleichaltrigen Nicht-Diabetikern. Prospektive Daten in der Literatur zu diesem Thema sind nur wenige vorhanden. In einer prospektiven Untersuchung von 80 Patienten unter 75 Jahren wurden bei 42 Typ-2 Diabetikern signifikant tiefere Werte der Stuhlelastase gefunden im Vergleich zu 38 Nicht-Diabetikern (46). Verschiedene Mechanismen werden zur Erklärung der exokrinen Insuffizienz beim Diabetiker diskutiert. Die Wichtigsten sind in Tab. 3.6 zusammengefasst.

- Fehlen der trophischen Wirkung von Insulin auf das exokrine Pankreasgewebe
- Untergang/fibrotischer Umbau des exokrinen Pankreasgewebes im Rahmen der diabetischen Mikroangiopathie
- Schädigung auch des exokrinen Gewebes im Rahmen der Diabetes-assoziierten Autoimmunphänomene
- Trophische Schädigung des exokrinen Gewebes im Rahmen der Diabetes-assoziierten Neuropathie

Tab. 3.6: Pathogenetische Mechanismen der exokrinen Pankreasinsuffizienz beim Diabetiker.

Weltweit wird mit einer Zunahme des Diabetes mellitus über die nächsten Jahre von 151 Millionen Diabetikern im Jahre 2000 auf ca. 221 Millionen im Jahre 2010 gerechnet. Da sich bei rund 35-40 % aller Diabetiker auch eine exokrine Pankreasinsuffizienz nachweisen lässt ergibt die Zunahme der Diabetiker auch eine sehr große Anzahl von neu auftretenden klinisch relevanten exokrinen Pankreasinsuffizienzen (49).

3.9. Akute Pankreatitis

80-85 % aller akuten Pankreatitiden sind mild und heilen folgenlos ab. Schwere Pankreatitiden, welche durch Nekrosebildung und/oder Organdysfunktion charakterisiert sind, können jedoch zu einem unterschiedlichen Ausmaß von Gewebedestruktion führen. Klinisch bedeutsam ist die Tatsache, dass der Funktionsausfall aufgrund des Ausmaßes der Nekrosen in der Computertomographie im akuten Stadium häufig überschätzt wird. Erst der klinische Verlauf nach Abheilen der Pankreatitis lässt eine zuverlässige Beurteilung des Ausmaßes der exokrinen Funktionsveränderung zu. Rund jeder Zweite der an der Universitätsklinik in Bern behandelten Patienten mit schwerer akuter Pankreatitis benötigt im Verlauf auch langfristig eine Enzymsubstitution wegen einer exokrinen Insuffizienz.

3.10. Störung des Gallensäuremetabolismus

> Bei ungenügender Bikarbonat-Sekretion auf Grund einer exokrinen Pankreasinsuffizienz bleibt der duodenale pH-Wert niedrig. Es kommt zu einer Präzipitation der Gallensäuren, womit deren Fähigkeit zur Micellbildung schwindet.

Primäre Störungen des Gallensäuremetabolismus können mit den Symptomen Diarrhoe und Steatorrhoe einhergehen auch wenn keine exokrine Pankreasinsuffizienz vorliegt. Tab. 3.7 fasst Störungen des Gallensäuremetabolismus zusammen.

- Mangel
  - Ungenügende Produktion (Leberzirrhose)
  - Ungenügende Resorption nach ausgedehnter Ileumresektion oder bei ausgedehnt entzündlichem Befall bei M. Crohn
  - Stenose der abführenden Gallenwege
- Ungenügende Funktion
  - Ausfällung bei tiefem intestinalem pH
  - Dekonjugation bei bakterieller Überwucherung des Dünndarmes

Tab. 3.7: Störungen des Gallensäuremetabolismus.

Bei leicht eingeschränkter Absorptionskapazität im Bereiche des Ileum kommt es zu einer erhöhten Konzentration von Gallensäuren im Bereiche des Kolons und zu nachfolgender Diarrhoe. Bei deutlich eingeschränkter Absorptionskapazität im Bereiche des Ileum (z.B. Ileumresektion > 60 cm, entzündlich veränderte Ileumschleimhaut bei Morbus Crohn) kommt es über ein Gallesäurenverlustsyndrom (verminderter enterohepatischer Kreislauf) zusätzlich zu einer Abnahme der Gallensäurekonzentration im Bereiche des Dünndarmes und folglich zu einer Fettmaldigestion und -malabsorption. Dies führt zu einer erhöhten Konzentration an Fettsäuren im Bereiche des Kolons und ebenfalls zu Diarrhoe (chologene Diarrhoe).

Durch die Maldigestion und Malabsorption von Fetten kommt es zu einer erhöhten Resorption von Oxalat aus dem Kolon mit folgender Hyperoxalurie und erhöhter Inzidenz von Nierensteinen (50).

3.11. Exokrine Pankreasfunktion im Alter

Insbesondere in der geriatrischen Population ist Gewichtsverlust ein häufiges Symptom mit signifikanter Erhöhung der Letalität. In einer über vier Jahre beobachteten Kohorte von Männern über 65 Jahren betrug die jährlich Inzidenz 13 % (51). Eine exokrine Pankreasinsuffizienz als Ursache des Gewichtsverlustes muss dabei immer mit in die Differentialdiagnose einbezogen werden. In einer epidemiologischen Studie mit 914 Teilnehmern im Alter zwischen 50 und 75 Jahren betrug die mittels Stuhlelastasetest nachgewiesene Rate der exokrinen Pankreasinsuffizienz 11,5 % (105 Patienten von 914 untersuchten Probanden). Bei 47 der 105 Patienten wurden sogar Zeichen einer schweren exokrinen Pankreasinsuffizienz mit einer Stuhlelastase von weniger als 100 µg/g Stuhl gefunden. Die Prävalenz der exokrinen Pankreasinsuffizienz nahm mit steigendem Alter zu. Weiter zeigte sich auch Rauchen als unabhängiger Risikofaktor für das Auftreten einer exokrinen Pankreasinsuffizienz (1). Die Pathogenese der exokrinen Pankreasinsuffizienz im Alter ist nicht vollständig geklärt und scheint multifaktoriell zu sein.

> Die Prävalenz der exokrinen Pankreasinsuffizienz ab der sechsten Lebensdekade erreicht Werte um 12 % und nimmt mit steigendem Alter zu.

Diese hohen Zahlen für das Vorliegen der exokrinen Pankreasinsuffizienz stehen in Einklang mit Zahlen aus älteren Autopsiestudien, welche für die chronische Pankreatitis - die häufigste Ursache der exokrinen Pankreasinsuffizienz - eine Prävalenz von 6-12 % fanden.

3.12. Seltene Ursachen

Zollinger-Ellison Syndrom

Durch Hypersekretion und stark sauren pH-Wert des Magensaftes kommt es zu einer raschen Inaktivierung der Pankreasenzyme und konsekutiv zu einer verminderten enzymatischen Spaltung der Nahrungsbestandteile. Auch hier kann es zu einer exokrinen Pankreasinsuffizienz bei gesundem Pankreas kommen.

Hereditäre Hämochromatose / Alpha-1-Antitrypsinmangel

Diese beiden Erkrankungen gehen gelegentlich mit einer exokrinen Pankreasinsuffizienz einher.

Shwachmann-Diamond-Syndrom

Das Shwachmann-Diamond-Syndrom ist eine seltene, autosomal-rezessiv vererbte, kongenitale Erkrankung (1:20.000 Lebendgeborene), welche sich durch eine exokrine Pankreasinsuffizienz, Knochenmarksdysfunktion (Neutropenie, Anämie und Thrombozytopenie) und skeletale Abnormalitäten (Kleinwuchs) äußert. Nach der zystischen Fibrose ist das Shwachmann-Diamond-Syndrom die zweithäufigste Ursache einer exokrinen Pankreasinsuffizienz beim Kind. Exokrines Pankreasgewebe wird bereits im Kindesalter durch Fettgewebe ersetzt. Die neuroendokrinen Anteile des Pankreas und das Pankreasgangsystem sind dabei normal ausgebildet. Die Größe der Bauchspeicheldrüse kann durch die Fettgewebeeinlagerung bis auf das Vierfache ansteigen.

Johanson-Blizzard-Syndrom

Das Johanson-Blizzard-Syndrom ist eine sehr seltene, autosomal rezessiv vererbte Erkrankung. Auf Grund wiederholter Entzündungen kommt es zu einem frühen exokrinen Funktionsverlust der Bauchspeicheldrüse. Die Insulinproduktion bleibt meist erhalten.

Symptome und Differentialdiagnose

4. Symptome und Differentialdiagnose

Die wichtigsten Symptome der exokrinen Pankreasinsuffizienz und deren hauptsächliche Differentialdiagnosen sind in den Tab. 4.1 und 4.2 zusammengefasst.

- Blähungen und vermehrter Windabgang
- Chronische Diarrhoe
- Gewichtsverlust
- Steatorrhoe

Tab. 4.1: Hauptsymptome der exokrinen Pankreasinsuffizienz.

Blähungen, Gewichtsverlust trotz ausreichender Kalorienzufuhr, chronische Diarrhoe und Steatorrhoe können einzeln oder kombiniert auftreten, je nach Ausmaß der exokrinen Funktionseinschränkung, deren Ursache und den Ernährungsgewohnheiten des Patienten.

Insbesondere in der geriatrischen Population ist *Gewichtsverlust* ein häufiges Symptom mit signifikanter Erhöhung von Morbidität und Letalität (☞ Kap. 3.11.).

Im Gegensatz zur meist infektiös bedingten akuten *Diarrhoe* handelt es sich bei der durch eine exokrine Pankreasinsuffizienz bedingten Diarrhoe um eine chronische Form, die entsprechend der Definition länger als 4 Wochen besteht. Verschiedene pathogenetische Elemente tragen bei exokriner Pankreasinsuffizienz zur Diarrhoe bei. Bei ungenügender Menge oder Aktivität von Lipase und Gallensäuren erreichen Fette das Kolon, woraufhin es zu einer bakteriellen Zersetzung derselben kommt. Die Folgen sind eine übermäßige Gasbildung und teilweise auch eine osmotische Diarrhoe. Kommt es aufgrund der eingeschränkten pankreatischen Bicarbonatsekretion zu einem niedrigen intestinalen pH-Wert mit Ausfällung der Gallesäuren, werden diese ungenügend resorbiert und wirken bei bakterieller Zersetzung im Kolon laxativ im Sinne einer sekretorischen Diarrhoe. In der Regel spricht die bei exokriner Pankreasinsuffizienz auftretende Diarrhö gut auf Enzymsubstitution an.

Die *Fettmaldigestion* und *-malabsorption* ist meist vor der Proteinmalassimilation symptomatisch, da die lipolytische Aktivität des Pankreas früher als

Leitsymptom	Differentialdiagnose
Blähungen	• intestinale bakterielle Dysbalance
	• Aerophagie, Nahrungsbedingt (z.B. Hülsenfrüchte)
Chronische Diarrhoe	• Glutenenteropathie (Sprue)
	• medikamentös bedingt (z.B. NSAR, Laxanzien)
	• Kunstzucker
	• Metabolische Ursachen (Hyperthyreose, Disaccharidasemangel)
	• Infektiös (HIV; Parasiten, z.B. Lamblien)
	• Chronisch entzündliche Darmerkrankungen (M. Crohn, Colitis ulcerosa)
	• Z.n. ausgedehnter Darmresektionen (z.B. totale Kolektomie)
Gewichtsverlust *	• Verminderte Resorption (Malabsorptionssyndrom, gastrokolische Fistel)
	• Gestörte Verwertung durch Endokrinopathien (Hypopituitarismus, M. Addison)
	• Vermehrter Verbrauch (Hyperthyreose; Tumorleiden; Infektionsleiden, z.B. HIV)
Steatorrhoe	• Lebererkrankung mit Gallensäureverlust
	• Sprue, M. Whipple, Lambliasis
	• M. Crohn mit Dünndarmbefall
	• Gastrinom (Zollinger-Ellison-Syndrom)

Tab. 4.2: Wichtige Differentialdiagnosen zu den Leitsymptomen der exokrinen Pankreasinsuffizienz.
* trotz adäquater Kalorienzufuhr.

die proteolytische Aktivität eingeschränkt ist. Letztere kann durch extrapankreatische Komponenten besser kompensiert werden (52). Das Auftreten einer Steatorrhoe ist nicht nur von der Menge der vom Pankreas produzierten Lipase, sondern von mehreren zusätzlichen Faktoren abhängig, die in Tab. 4.3 zusammengestellt sind.

- Ausmaß der Lipasesekretion durch das Pankreas
- Menge und Aktivität der gastrischen Lipase
- Duodenaler und intestinaler pH Wert und das davon abhängige Ausmaß der Lipaseinaktivierung
- Micellbildung intestinal durch Gallensäuren
- Leistung extragastrischer und extrapankreatischer Lipasen

Tab. 4.3: Elemente der Fettverdauung.

Bereits kleine Einbußen der sekretorischen Leistung der Bauchspeicheldrüsen können - allerdings nur durch aufwändige Testverfahren - diagnostisch nachgewiesen werden. Leichte Funktionseinschränkungen können kompensiert werden und bleiben klinisch unbemerkt.

Seit der 1973 publizierten Arbeit (7) über die Beziehung zwischen der Menge sezenierter Pankreasenzyme und dem Auftreten einer Malabsorption bei schwerer exokriner Pankreasinsuffizienz wurde in unzähligen Arbeiten und Buchbeiträgen festgehalten, dass das exokrine Pankreas weit mehr Verdauungsenzyme produziere als für eine normale Verdauung notwendig sei und dass eine Steatorrhoe erst auftrete, wenn die Freisetzung der Lipase unter 10 % der physiologischen Lipasefreisetzung sinkt. Ebenso zeigte sich eine Azoorrhoe (Stuhlstickstoffausscheidung) erst wenn die Trypsin-Produktion bis auf 10 % der normalen Werte abgefallen war (7). Zur Beseitigung der Steatorrhoe wurden jedoch weit mehr als nur 10 % der lipolytischen Aktivität eines gesunden Pankreas benötigt (53) und weitere Arbeiten wiesen in der Folge auch darauf hin, dass die vom Pankreas produzierte Menge an Lipase auch tatsächlich für eine suffiziente Fettverdauung notwendig ist (8).

Eine Steatorrhoe äußert sich durch weichen, fettigen, stark stinkenden Stuhl, welcher in der Toilettenflüssigkeit aufschwimmt. Dabei steigt häufig auch das Stuhlgewicht an, wobei in Lehrbüchern ein Stuhlgewicht < 300 g als normal angesehen wird. Dieser Wert hängt aber von vielen Faktoren, insbesondere der Zusammensetzung der Nahrung, ab. Das Symptom des zunehmenden Stuhlgewichtes wird von den Patienten in der Regel nicht wahrgenommen und ist nicht spezifisch für eine exokrine Pankreasinsuffizienz. Auch eine Diarrhoe anderer Ursache und jegliche Form der Malabsorption können zu einer Zunahme des Stuhlgewichtes führen.

Neben der Steatorrhoe und der Diarrhoe leiden die Patienten häufig unter Blähungen und vermehrtem Windabgang, da es durch die bakterielle Zersetzung von Lipiden im Kolon zur vermehrten Gasbildung kommt.

Bei länger bestehender Fettmaldigestion und -absorption werden auch die fettlöslichen Vitamine (Retinol (Vitamin A), Cholecalciferol (Vitamin D), Tocopherol (Vitamin E) und Phyllochinon (Vitamin K)) ungenügend aufgenommen, wobei - allerdings an sehr kleinen Patientenzahlen - gezeigt werden konnte, dass die Serumwerte von Vitamin E am ehesten mit einer Fettverdauungsstörung korrelieren (54). Eine beeinträchtigte Nachtsichtigkeit sowie metabolische Störungen des Knochenstoffwechsels wurden bei Patienten mit chronischer Pankreatitis beobachtet (55, 56). Letztere dürfte zumindest partiell durch zu niedrige Vitamin D-Serumspiegel bedingt sein, wobei jedoch der genaue pathogenetische Ablauf noch nicht geklärt ist.

Eine exokrine Pankreasinsuffizienz beeinträchtigt auch die Aufnahme von Vitamin B12. Auf Grund einer ungenügenden Bikarbonatfreisetzung und des daraus folgenden verminderten pH im Duodenum ist der Vitamin B12-Transfer vom R-Protein zum Intrinsic factor beeinträchtigt. Ein Mangel an Vitamin B12 auf Grund einer primären exokrinen Pankreasinsuffizienz ist insgesamt selten. Bei subklinischem oder manifestem Mangel korreliert das Ausmaß der Vitamin B12-Spiegel nicht mit dem Schweregrad der exokrinen Insuffizienz (57).

Falls sich Patienten mit exokriner Insuffizienz auch ungenügend und zu wenig ausgewogen ernähren, wie dies oft bei Patienten mit Alkoholkrankheit der Fall ist, kommt es neben einem Mangel an fettlöslichen Vitaminen zusätzlich zu einem

Mangel an Thiamin (Vitamin B1), Riboflavin (Vitamin B2), Pyridoxin (Vitamin B6) und Cobalamin (Vitamin B12). Diese Mangelzustände sind häufig nur mild und im Rahmen einer ausgewogenen Ernährung mit oder ohne vorübergehende Supplemente einfach zu korrigieren.

Weitere Probleme, die als Sekundärfolge einer un- oder ungenügend behandelten exokrinen Pankreasinsuffizienz auftreten können, sind die Oxalat-Urolithiasis und die Osteopathie.

Normalerweise bildet Oxalat mit dem im Darmlumen vorhandenen Kalzium einen unlöslichen Komplex, der dann mit dem Stuhl ausgeschieden wird. Bei Steatorrhoe ist die intraluminale Kalziumkonzentration erniedrigt, da Kalzium und Fettsäuren Kalziumseifen bilden. Es kommt infolgedessen zu einer Hyperabsorption von Oxalsäure im Kolon, was dann sekundär zu einer gesteigerten Ausscheidung von Oxalsäure im Urin (Hyperoxalurie) und Nephrokalzinose führen kann.

Die Gefahr einer Osteomalazie und Osteoporose ist bei exokriner Pankreasinsuffizienz erhöht. Einerseits wird bei Steatorrhoe die Kalziumkonzentration im Darmlumen durch die Bildung von Kalziumseifen mit den Fettsäuren erniedrigt, andererseits wird das fettlösliche Vitamin D durch die Fettmalabsorption vermindert resorbiert. Bei chronischer Malabsorptionsproblematik sollte deshalb regelmäßig, je nach klinischem Befund, mindestens aber einmal alle zwei Jahre, eine Knochendensitometrie durchgeführt werden (56, 58).

Diagnostik

5. Diagnostik

5.1. Abklärung und Verlaufskontrollen beim/durch den Hausarzt

Wie bei jeder Erkrankung ist die ausführliche und doch zielgerichtete anamnestische Befragung durch den Hausarzt von größter Wichtigkeit. Ausgehend von Leitsymptomen wie heller, übelriechender und voluminöser Stuhl, mit oder ohne assoziierte Diarrhoe und/oder ungewolltem Gewichtsverlust werden weitere, die Ernährung und Verdauung betreffende Fragen (z.B. Meteorismus, Flatulenz, Übelkeit) Hinweise ergeben, ob eine primäre oder sekundäre exokrine Pankreasinsuffizienz vorliegen könnte. Entsprechend werden weitere Abklärungsschritte notwendig.

Wie die gründliche Anamnese gehört auch eine Laboruntersuchung zur Basisdiagnostik. Falls sich in der Anamnese Hinweise auf das Vorliegen einer Verdauungsstörung ergeben sind neben den hämatologischen Grundparametern auch chemische Bestimmungen sinnvoll. In Tab. 5.1 sind die bei chronischer Mangelernährung empfohlenen Labor-Verlaufskontrollen aufgeführt (24, 59). Als einzige anthropometrische Messung empfehlen wir eine regelmäßige Gewichtskontrolle, die 3-monatlich erfolgen sollte. Durch das Körpergewicht und die -länge kann die Körpermasse (BMI: kg/m^2) ermittelt werden. Dieser Wert ist hilfreich für die Beurteilung des Ernährungszustandes im Verlauf.

Wenn sich anamnestisch keine Hinweise auf andere häufige Diarrhoe-Ursachen wie beispielsweise eine Laktoseintoleranz ergeben, oder wenn ein Gewichtsverlust trotz adäquater Nahrungszufuhr auftritt, ist die frühzeitige Bestimmung der Elastase im Stuhl sinnvoll (☞ Kap. 5.2.) um rasch ab-

Basis-Labor	Kontrolle nach 3 Monaten	Kontrolle nach 6 Monaten	Kontrolle nach 1 Jahr	Jährliche Kontrolle
Hb/Hk/Ec	✓	✓	✓	------▶
Quick od. INR	✓	✓	✓	------▶
CRP	✓	✓	✓	------▶
Amylase	✓	✓	✓	------▶
Albumin	✓	✓	✓	------▶
Venöse BGA **	✓	✓	✓	------▶
Gesamt-Ca	✓	✓	✓	------▶
		Vitamine A, D, E	✓	------▶
		Vitamin B12	✓	------▶
		Folsäure	✓	------▶
		Fe	✓	------▶
		Ferritin	✓	------▶
			24 h-Urin* (Citrat, Oxalat, Ca, Na, Harnsäure)	------▶
			Osteodensitometrie (1 x jedes 2. Jahr)	

Tab. 5.1: Empfohlene Laboruntersuchungen initial und im Verlauf (nach 24, 59).
* Referenzwerte:
Urinoxalat: Soll < 32 mmol/mmol.
Kreatinin-Urincitrat: Soll > 107 mmol/mmol Kreatinin (besser > 200 mmol).
Urinkalzium: Soll < 7,5 mmol/mmol Kreatinin.
Urinnatrium: Soll < 287 mmol/mmol Kreatinin.
Urinharnsäure: Soll < 2500 mmol/24 h.
** Bei Verdacht auf metabolische Azidose (Zeichen einer Hyperventilation) und v.a. bei Patienten mit Anorexie.

schätzen zu können, ob und allenfalls in welchem Ausmaß eine (langfristig kostspielige) Enzymsubstitution indiziert ist. Dies ist insbesondere beim betagten Patienten sinnvoll, da mit zunehmendem Alter auch die Prävalenz der exokrinen Pankreasinsuffizienz zunimmt (1).

Im Rahmen der Abklärung einer Malabsorption helfen die in Tab. 5.2 aufgeführten Tests.

Verschiedene Krankheitsbilder, bei denen es zu einem Untergang von exokrinem Gewebe oder zu einer Pankreasgangobstruktion kommt, wurden in Tab. 3.1 aufgeführt. All diesen Formen ist gemeinsam, dass die primäre Ursache in einer Erkrankung des Pankreas selber liegt.

> Bei nur leichtgradiger exokriner Pankreasinsuffizienz treten die morphologischen Veränderungen am Pankreas und die funktionelle Einschränkung nicht parallel auf. Somit sind sowohl bildgebende Verfahren als auch funktionelle Tests notwendig, um eine vermutete exokrine Pankreasinsuffizienz frühzeitig im Verlauf zuverlässig diagnostizieren zu können.

5.2. Weitergehende Abklärungen

Jeder ungewollte Gewichtsverlust oder jede neue chronische Diarrhoe verlangt eine diagnostische Klärung. Die Notwendigkeit weitergehender Untersuchungen ergibt sich aus der vermuteten Diagnose. Sofern eine primäre Erkrankung des Pankreas in Frage kommt beinhaltet die Abklärung zwei, eventuell gar drei, Komponenten:

- Bildgebung
- Funktionstests
- Invasive Abklärung (Gastroskopie, ERCP)

> Bildgebung und Pankreas-Funktionstests sind nicht konkurrierende, sondern sich ergänzende Untersuchungen zur Charakterisierung einer Pankreaserkrankung.

Bildgebung

Die überwiegende Anzahl an Daten betreffend Einsatz der Bildgebung beruht auf Untersuchungen bei Patienten mit chronischer Pankreatitis.

Eine exokrine Pankreasinsuffizienz geht meist mit morphologischen Veränderungen der Bauchspeicheldrüse einher. Allerdings tritt die Funktionseinschränkung meist vor den morphologisch fassbaren Änderungen auf. Dies ist am Besten bekannt und dokumentiert für die chronische Pankreatitis (60). Die bildgebende Untersuchung erster Wahl ist die Sonographie, welche ohne Belastung und Nebenwirkungen für die Patienten überall einsetzbar ist (61).

▶ **Transabdominaler Ultraschall**

Die Sonographie darf als Untersuchung der ersten Wahl zur Suche nach einer Cholelithiasis bezeichnet werden. Bei gut vorbereitetem Patienten (nüchtern) kann bei der Oberbauchsonographie das Pankreasparenchym zuverlässig dargestellt und auch das Pankreasgangsystem kann oft beurteilt werden. Gesucht werden vor allem Gangunregelmäßigkeiten, eine parenchymale Heterogenität, Konturunregelmäßigkeiten, zystische Veränderungen und Verkalkungen des Pankreas. Es lassen sich gleichzeitig die dem Pankreas angrenzenden Organe sowie extrapankreatische Komplikationen einer Pankreatitis wie beispielsweise Flüssigkeitskollektionen oder Zysten mit hoher Präzision nachweisen. Ein großer Vorteil ist die gleichzeitig durchführbare Duplex-Untersuchung, welche

Fragestellung	Test	Kommentar
Exokrine Pankreasinsuffizienz	• Elastase im Stuhl	einfachster Suchtest, Sensitivität unter 50 % bei leichter Pankreasinsuffizienz
Steatorrhoe	• Fette quantitativ	Stuhlfettanalyse (72-h-Sammlung) oder ^{13}C-Atemtest
Kohlenhydratmalabsorption	• Kohlenhydrate qualitativ • Kohlenhydrate quantitativ	• Stuhl-pH-Wert • D-Xylose-Test, v.a. zur Feststellung einer Malabsorption im Duodenum und oder oberen Jejunum geeignet
Laktose-Intoleranz	• Laktose-Toleranztest	

Tab. 5.2: Diagnostische Tests bei klinischem Verdacht auf Malabsorption/Maldigestion.

nicht-invasiv einen guten Überblick über die Gefäße (Leberarterie, Vena portae, Milzarterie und -vene, A. und V. mesenterica superior) erlaubt. Für Spezialisten gibt es zusätzlich eine funktionelle Untersuchung, welche sonographisch durchgeführt werden kann: Nach i.v.-Applikation von Sekretin (z.B. 75 bis 100 clinical units) kommt es beim Gesunden zu einer im transabdominalen Ultraschall gut abbildbaren Dilatation des Ductus Wirsungianus: Innerhalb von 2-5 Minuten nimmt das Kaliber des Pankreasganges von einem mittleren Durchmesser von 1,2 +/- 0,4 mm auf 2,9 +/- 0,8 mm zu (62). Der prozentuale Anstieg des Durchmessers des Ductus Wirsungianus bei Patienten mit chronischer Pankreatitis ist deutlich reduziert oder gar nicht vorhanden (3,29 +/- 0,79 mm auf 4,14 +/- 0,94 mm). Man geht davon aus, dass die bei chronischer Pankreatitis vorhandene periduktale Fibrose für die fehlende Gangdilatation nach Sekretin-Stimulation verantwortlich ist. (63, 64). Durch den Stimulationstest kann die Sensitivität des transabdominellen Ultraschalls deutlich erhöht werden ohne signifikante Nebenwirkungen in Kauf nehmen zu müssen.

▶ Endoskopischer Ultraschall

Die unmittelbare Nähe des Schallkopfes zum Pankreas bei der endoskopischen Sonographie erlaubt hoch auflösende Bilder, ohne störende Darmgasüberlagerungen zu erhalten. Sämtliche oben beschriebenen Veränderungen des Pankreas können auch mit der Endosonographie erkannt werden. Der endoskopische Ultraschall stellt insbesondere bei nur wenig ausgeprägten morphologischen Veränderungen (z.B. in der Frühphase der chronischen Pankreatitis) ein sehr sensitives Untersuchungsverfahren dar (65). In einer Querschnittsuntersuchung bei 120 Patienten ohne pankreatobiliäre Erkrankung zeigte die endoskopische Sonographie bei 39 % der Personen über 60 Jahren mindestens eines oder mehrere sonographische Zeichen einer chronischen Pankreatitis. Ob diese hohe Zahl eine hohe Sensitivität des endoskopischen Ultraschalles widerspiegelt (viele korrekte Frühdiagnosen, die mit anderen Tests nicht erkannt wurden) oder eher eine niedrige Spezifität der EUS-Untersuchung darstellt (viele falsch positive Testergebnisse) bleibt unklar (66). In den letzten Jahren hat die Untersuchung sehr an Popularität gewonnen und ist ein fester Bestandteil der Abklärung von Pankreaserkrankungen geworden,

woraus erkannt wurde, dass die Parenchymveränderungen häufig den Gangveränderungen vorausgehen. Ein weiterer Vorteil liegt in der Möglichkeit eine gezielte Feinnadelbiopsie des Pankreas durchzuführen, falls dies auf Grund der klinischen Situation von Bedeutung ist.

▶ Röntgen-Abdomen

Das konventionelle Röntgen-Übersichtsbild oder auch die gelegentlich empfohlene Pankreas-Zielaufnahme haben auf Grund der weiten Verfügbarkeit von Ultraschall und Computertomographie ihre Bedeutung verloren und gehören nicht mehr zum Abklärungsgang von Patienten mit vermuteter Erkrankung des Pankreas. Die bei rund 30 % der Patienten mit chronischer Pankreatitis vorkommenden Verkalkungen, welche den höchsten diagnostisch-prädiktiven Wert haben, sind sowohl in der Sonographie als auch in der Computertomographie gut darstellbar. Die Gangverkalkungen sind eine wesentliche Ursache der Gangobstruktion. Am häufigsten findet man Verkalkungen bei Patienten mit alkoholischer sowie tropischer chronischer Pankreatitis. Seltener treten solche auch bei der hereditären oder idiopathischen Form auf. Verkalkungen sind ein Spät-Symptom und treten nach einem Krankheitsverlauf von durchschnittlich 4-12 Jahren bei bis zu 90 % der Patienten mit chronischer Pankreatitis auf. In einer prospektiv untersuchten Gruppe zeigte sich ein Unterschied in der Korrelation zwischen Pankreasverkalkungen und Funktionsverlust bei alkoholischer und nicht-alkoholischer chronischer Pankreatitis: Bei der alkoholischen Pankreatitis sind die Verkalkungen eng mit dem Funktionsverlust verbunden, während bei der nicht-alkoholischen chronischen Pankreatitis die Verkalkungen vor der endokrinen oder exokrinen Insuffizienz auftreten (67, 68). Die prognostische Bedeutung der Verkalkungen scheint aber primär die endokrine Funktion zu betreffen: Das Risiko, auch an einem Diabetes mellitus zu erkranken steigt signifikant an, wenn im Rahmen der chronischen Pankreatitis Verkalkungen auftreten (69). Gemäß neueren Daten scheinen die Verkalkungen eine Folge (und nicht primäre Ursache) der Gangobstruktion zu sein: In einer kleinen Studie von 10 Patienten mit intraduktaler, papillär muzinöser Neoplasie und gleichzeitigen Pankreasverkalkungen waren bei neun keine anamnestischen Hinweise für eine Pankreatitis vorhanden. Trotzdem wurde bei fünf die (falsche) Diagnose, chronische Pankreatitis, gestellt. Die Verkalkungen fanden sich nicht im Bereich der Tumoren, sondern distal davon im gestauten Abschnitt des Pankreashauptganges (70).

Ob die Verkalkungen wirklich eine prognostische Bedeutung haben oder lediglich als ein morphologisches Korrelat für einen weit fortgeschrittenen Erkrankungsprozess anzusehen sind, bleibt aber letztendlich auf Grund der aktuellen Datenlage unbeantwortet.

▶ Computertomographie

Die Kontrastmittel-Spiral-Computertomographie ist die am weitesten verbreitete Untersuchungstechnik für die Beurteilung von entzündlichen- und tumorösen Erkrankungen der Bauchspeicheldrüse. Fokale oder diffuse Veränderungen des Pankreasparenchymes, Unregelmäßigkeiten oder Dilatationen der Pankreasgänge, Verkalkungen, Stauung der Gallenwege wie auch Flüssigkeitsansammlungen (z.B. Pseudozysten) im Parenchym oder peripankreatisch können zuverlässig nachgewiesen werden. Ein weiterer Vorteil liegt in der genauen Beurteilung der Gefäße im Oberbauch (A. hepatica, V. portae, A. und V. mesenterica superior, A. und V. lienalis), welche sowohl bei chronisch entzündlichen als auch tumorösen Erkrankungen des Pankreas mitbetroffen sein können. Die Computertomographie ist betreffend der Gangbeurteilung der MRCP und der ERCP klar unterlegen. Die Computertomographie ist deshalb nicht erste Wahl bei der Diagnostik einer vermuteten chronischen Pankreatitis im Frühstadium. Die Hauptindikation für die Durchführung einer Computertomographie liegt in der Beurteilung von Veränderungen im Bereich des Pankreas bei etablierter Diagnose und wenn es darum geht, lokale Komplikationen zu erkennen. Damit steht im Falle einer allfälligen chirurgischen Intervention dem Operateur ein genaues Abbild des Zustandes der Drüse sowie der umgebenden Strukturen zur Verfügung (71).

▶ Magnetresonanztomographie und Magnetresonanz-Cholangio-Pankreatographie

Die MRT liefert ausgezeichnete Bilder der abdominalen Organe und Weichteile und hat in der Diagnostik von Erkrankungen der Leber, der Gallenwege und des Pankreas einen zentralen Platz. Dank der technischen Weiterentwicklung der MRT mit verbesserten Auflösungen und neuen Kontrastmitteln ist die MRT zunehmend an die erste Stelle der bildgebenden Untersuchungen gelangt, wenn es darum geht, Gewebeveränderungen im Pankreas darzustellen. Ein großer Vorteil der Magnetresonanztechnik besteht in der Möglichkeit, in der gleichen Sitzung neben der Weichteilbeurteilung auch eine MR-Angiographie und eine MRCP durchzuführen und damit Informationen über das Parenchym, die Gefäße und das Gangsystem zu erhalten. Die Sensitivität der MRCP (70-92 %) ist geringgradig niedriger im Vergleich zur ERCP und es besteht keine Interventionsmöglichkeit. Die Komplikationsrate von bis zu 5 % bei der ERCP rechtfertigt aber trotzdem den primären Einsatz der MRCP.

▶ Sekretin-gestützte Magnetresonanztomographie

Diese Untersuchungsmethode steht erst am Anfang der Entwicklung. Mittels Sekretin-Stimulation kann eine Erhöhung der Sensitivität der MRCP erzielt werden. Eine diffusionsgewichtete Magnetresonanztomographie der Bauchspeicheldrüse wird vor und 10 Minuten nach Stimulation mit Sekretin durchgeführt. Damit kann eine exokrine Pankreasfunktion quantifiziert werden. Sekretin stimuliert sowohl die Flüssigkeitsproduktion als auch die Durchblutung der Bauchspeicheldrüse. Die diffusions-gewichtete Untersuchung erlaubt den Nachweis der Wassermolekülmobilität und des erhöhten Blutflusses im Kapillargebiet des Bauchspeicheldrüsenparenchyms. Der ersichtliche Diffusionskoeffizient wird berechnet und integriert sowohl die Diffusion als auch die Perfusion. Die Methode erlaubt praktisch 100 % der seitlichen Pankreasgänge zu erkennen. Zudem kann die Sekretmenge im Duodenum nach Stimulation quantifiziert werden. Eine verminderte Volumen-Ansammlung spricht für eine exokrine Pankreasinsuffizienz (72, 73). Vorerst sind aber weitere Studien notwendig, insbesondere um diese Untersuchungstechnik mit standardisierten Funktionstesten vergleichen zu können. Dank technischer Weiterentwicklung der Magnetresonanztomographie und ihrer Anwendungen darf angenommen werden, dass dieses Verfahren in Zukunft die ERCP-Diagnostik der chronischen Pankreatitis in vielen Fällen ersetzen wird.

Eine Zusammenstellung der Sensitivitäten und Spezifitäten der einzelnen Untersuchungen ist in Tab. 5.7 (61, 71, 74, 75) dargestellt.

Funktionstests des exokrinen Pankreas

Seit gut 70 Jahren werden Funktionstests für die Beurteilung von Bauchspeicheldrüsenerkrankungen durchgeführt (76). Immer dann, wenn eine exokrine Pankreasinsuffizienz vermutet wird, sollte ein Funktionstest durchgeführt werden. Ausnahmen bilden die akute Pankreatitis oder ein akuter Schub einer chronischen Pankreatitis. In diesen Situationen ist eine Funktionstestung nicht aussagekräftig und sollte deshalb nicht durchgeführt werden. Die Quantifizierung einer klinisch vermuteten exokrinen Insuffizienz sollte erst nach Abklingen der akuten Symptomatik erfolgen. Mit der Funktionstestung kann nur eine qualitative und quantitative Einschränkung der exokrinen Pankreasleistung untersucht werden, ohne dass die Ätiologie der zugrundeliegenden Erkrankung näher bestimmt werden kann. Insbesondere ist eine Unterscheidung zwischen chronischer Pankreatitis und malignen Pankreaserkrankungen nicht möglich. Die Messung der exokrinen Pankreasfunktion ist nicht nur bei vermuteter chronischer Pankreatitis angezeigt, sondern bei allen in Kap. 3 aufgeführten Krankheitsbildern, welche mit einer verminderten exokrinen Pankreasfunktion einhergehen. In Tab. 5.3 sind verschiedene Indikationen für die Durchführung eines Funktionstests zusammengefasst. Je nach Fragestellung kann ein weniger sensitiver, jedoch einfach durchzuführender indirekter Test (z.B. Messung der Stuhlelastase) durchaus genügen, während bei vermuteter chronischer Pankreatitis und fehlenden oder inkonklusiven morphologischen Veränderungen nur ein invasiver Sekretintest sinnvoll ist.

- Indikationsstellung und Verlaufskontrolle einer oralen Enzymersatztherapie
- Vermutete Diagnose einer primären oder sekundären exokrinen Pankreasinsuffizienz
- Messung der exokrinen Pankreasfunktion im Langzeitverlauf bei Patienten mit nachgewiesener chronischer Pankreatitis
- Sicherung der Diagnose chronische Pankreatitis bei Patienten mit entsprechenden Symptomen
- Sicherung der Diagnose einer chronischen Pankreatitis bei klinischem Verdacht und nicht eindeutigen morphologischen Veränderungen

Tab. 5.3: Indikationen zur Messung der exokrinen Pankreasfunktion.

Um die exokrine Funktion der Bauchspeicheldrüse zu untersuchen, stehen aufwändige und invasive direkte sowie einfachere, aber weniger sensitive indirekte Tests zur Verfügung. Für alle Testverfahren gilt, dass die Sensitivität bei nur geringgradiger Funktionseinschränkung niedriger ist als bei fortgeschrittener exokriner Pankreasinsuffizienz.

Tab. 5.4 zeigt eine Zusammenstellung der heute etablierten Pankreas-Funktionstests sowie deren hauptsächliche Vor- und Nachteile. Nicht erwähnt werden der Nachweis von Chymotrypsin im Stuhl und der Lundh-Test, da es für diese bessere Alternativen gibt und somit für diese Tests heute keine Indikation mehr besteht.

▶ **Direkte Funktionstests**

Die direkte Bestimmung der Sekretionsleistung der Bauchspeicheldrüse ist die genaueste Methode zur Untersuchung der exokrinen Pankreasfunktion. Bei den direkten Testverfahren wird die Freisetzung von Verdauungsenzymen und Bikarbonat entweder durch direkte Intubation des Pankreashauptganges (beim Sekretin-Cholezystokinin-Test) oder durch Aspiration von Duodenalsekret (beim endoskopischen Test) vor und nach Stimulation der Bauchspeicheldrüse mit Sekretin und Cholezystokinin gemessen.

Bezeichnung	Testverfahren	Eigenschaften
Sekretin-Cholezystokinin-Test [1]	direkt	• + gilt als Gold-Standard, höchste Sensitivität • - aufwändig, invasiv, teuer
Endoskopischer Test	direkt	• + keine Kanülierung des D. Wirsungianus notwendig • - nicht standardisiert, aufwändig • - mögliche Interferenz der Pankreasfunktion mit der Sedationsmedikation
Bestimmung der Stuhlelastase	indirekt, fäkal	• + einfach, ohne Nebenwirkungen, günstig, benötigt nur minimale Stuhlprobe • + benötigt keine Unterbrechung einer Enzymersatztherapie, nicht invasiv • + geeignet für klinische Routine • - bei milder Funktionseinschränkung wenig sensitiv • - evtl. falsch erniedrigte Werte bei Diarrhoe und streng vegetarischer Diät
Stuhlfettquantifizierung	indirekt, fäkal	• + Gold-Standard für den Steatorrhoe-Nachweis, nicht invasiv • - abhängig von der per os aufgenommenen Fettmenge • - 72 h-Stuhlsammlung ist unangenehm, aufwändige Analyse [2]
Pankreolauryltest	indirekt, oral	• + relativ einfache Durchführung in der klinischen Routine, nicht invasiv • - abhängig von der gastro-duodenalen Passage der Testmahlzeit • - bei milder Funktionseinschränkung wenig sensitiv
Atemtests	indirekt, oral	• + zuverlässig sowohl bei primärer als auch bei sekundärer Pankreasinsuffizienz • + einfach, nicht invasiv, geeignet für klinische Routine • ± entspricht einem Test der Fettverdauung • - abhängig von der gastro-duodenalen Passage der Testmahlzeit • - Metabolismus der Testsubstanz ist auch abhängig von der Leberfunktion

Tab. 5.4: Vor- und Nachteile der wichtigsten Testverfahren zur Beurteilung der exokrinen Pankreasfunktion.
+ positive Eigenschaft, Stärke des Testverfahrens; - negative Eigenschaft, Schwäche des Testverfahrens;
[1] Synonyme: -Sekretin-Pankreozymin-Test, Sekretin-Test;
[2] Kann umgangen werden mittels neuer Analysenmethode NIRA: near infrared reflectance analysis.

▶ Sekretin-Cholezystokinin-Test

Mehrere Studien mit vergleichbaren, aber im Detail unterschiedlichen Protokollen zur Durchführung des Sekretin-Cholezystokinin-Tests wurden beschrieben (77, 78). Zuerst muss ein Doppellumentubus eingelegt werden. Das proximale Tubusende liegt dabei im Magenantrum, das distale in der Pars III duodeni. Nach Überprüfung der Sondenlage werden Sekretin und Cholezystokinin verabreicht und während ein bis zwei Stunden Pankreassaft gesammelt. Sekretin löst primär die Produktion von Bikarbonat durch die Azinuszellen aus, während Cholezystokinin vor allem für die Produktion von Verdauungsenzymen verantwortlich ist (79, 80). Es ist nicht klar, welches der beiden Enterohormone zur Beurteilung einer frühen Funktionseinschränkung geeigneter ist. Tierexperimentelle Studien haben gezeigt, dass die funktionelle Masse der Bauchspeicheldrüse eng mit dem maximalen Bicarbonatausstoß korreliert. Andererseits favorisieren viele Experten die Funktionsprüfung mit Cholezystokinin mit Quantifizierung der Verdauungsenzyme als sensitiveren Test einer exokrinen Pankreasinsuffizienz. Diese Annahme wird gestützt durch eine Arbeit aus dem Jahre 1983, welche zeigte, dass bei beginnender chronischer Pankreatitis die Verdauungsenzymsekretion früher abnimmt als die Bikarbonat-Sekretion (81). Die Durchführung des Tests sowohl mit einer Cholezystokinin-Stimulation als auch mit einer Sekretin-Gabe umgeht die Diskussion nach dem besseren Test und liefert optimale Resultate. Basierend auf dem Sekretin-Cholezystokinin-Test werden 3 Grade der exokrinen Pankreasinsuffizienz unterschieden, die teilweise unterschiedlich definiert werden. Eine Zusammenstellung der Richtwerte findet sich in Tab. 5.5 (75, 78, 82).

Auf Grund des erheblichen Aufwandes für die Durchführung eines direkten Sekretin-Cholezystokinin-Tests, welcher als Goldstandard der exokrinen Funktionsmessung gilt, ist die Indikation für diesen Test heute auf spezielle Fragestellungen im Rahmen von Studien (beispielsweise Validierung neuer Testmethoden) und bei vermuteter, aber morphologisch nicht fassbarer chronischer Pankreatitis limitiert.

▶ Endoskopischer Test

Der große Vorteil des endoskopischen Tests gegenüber dem Sekretin-Cholezystokinin-Test liegt darin, dass eine Kanülierung des Ductus pancreaticus major nicht notwendig ist. Obwohl es technisch einfach ist, anlässlich einer Endoskopie das Pankreas mit Sekretin/Cholezystokinin zu stimulieren und Sekret aus dem Duodenum zu aspirieren, fehlt dem endoskopischen Test die Standardisierung, sodass die gemessenen Werte, seien es die maximalen Werte oder die über die Untersu-

Ausmaß der Funktions-Einschränkung	Testresultat
Leicht / Grad I	• ein Enzym < 50 % vermindert, Bikarbonat normal *oder* • zwei Enzyme < 50 % vermindert, Bikarbonat normal *oder* • ein Enzym und Bikarbonat < 25 % vermindert *oder* • Bikarbonat < 50 % vermindert, Enzyme normal *oder* • Enzyme oder Bikarbonat vermindert [1] *oder* • Enzyme und Bikarbonat < 25 % vermindert
Mittelschwer / Grad II	• Enzyme und/oder Bikarbonat 50-75 % vermindert *oder* • Enzyme und Bikarbonat vermindert [1] *oder* • Enzyme und Bikarbonat 25-70 % vermindert
Schwer / Grad III	• Enzyme und Bikarbonat > 75 % vermindert *oder* • Enzyme und Bikarbonat vermindert [2] *oder* • Enzyme und Bikarbonat > 70 % vermindert

Tab. 5.5: Schweregrad-Einteilungen der exokrinen Pankreasinsuffizienz auf Grund des invasiven Sekretin-Cholezystokinin-Tests (modifiziert nach 75, 78, 82).
[1] zusätzlich Stuhlfettbestimmung mit normalem Resultat;
[2] zusätzlich Stuhlfettbestimmung mit pathologischem Resultat (> 7 g/Tag).

chungszeit gemittelten Werte, wenig Aussagekraft besitzen.

▶ **Indirekte Funktionstests**

Im Vergleich zu den direkten Pankreas-Funktionstests untersuchen die indirekten Tests die Folgen der exokrinen Insuffizienz, nämlich die ungenügende Verdauung. Die indirekten Tests sind einfacher durchzuführen. Es wird dabei entweder die Verdauung einer standardisierten Nahrung, welcher ein Indikator beigegeben wird (orale Tests) oder die Menge an Verdauungsenzymen oder Fett im Stuhl gemessen (fäkale Tests) (78).

▶ **Bestimmung der Elastase-1 im Stuhl**

Die Pankreas-Elastase-1 ist eine Protease, die in den Acinuszellen des exokrinen Pankreas synthetisiert und mit den anderen pankreatischen Enzymen wie Amylase, Lipase und Trypsin ins Duodenum sezerniert wird. Obwohl die Elastase nur etwa 6 % aller Enzyme des Pankreassekretes ausmacht ist sie für die Analyse geeignet, da sie während des Transports durch den Gastrointestinaltrakt stabil bleibt und somit die Messung im Stuhl Rückschlüsse auf die vom Pankreas sezernierte Menge erlaubt.

Zur praktischen Durchführung reicht eine erbsengroße nicht flüssige Stuhlportion von ca. 100 mg, welche nach Homogenisation und Verdünnen mittels ELISA untersucht wird. Da die dabei verwendeten Antikörper spezifisch die humane Form der Elastase erkennen, besteht keine Kreuzreaktion mit exogen zugeführten Pankreasenzymen tierischen Ursprungs. Somit muss die Substitution mittels Pankreatin-Präparaten nicht unterbrochen werden.

Die Tatsache, dass die marktüblichen Präparate keine Elastase enthalten, ist ein weiterer Grund, weshalb eine Bestimmung auch unter Substitutionstherapie erfolgen kann.

Eine weitere günstige Eigenschaft liegt in der lang anhaltenden Stabilität der Elastase im Stuhl. So kann eine Stuhlprobe auch noch nach 7 Tagen analysiert werden, was dem Hausarzt die Versendung per Post ermöglicht.

Der Normwert der Pankreas-Elastase im Stuhl liegt bei > 200 µg/g Stuhl. Tab. 5.6 (83, 84) zeigt die in der Literatur vorgeschlagenen Schweregradeinteilungen der exokrinen Pankreasinsuffizienz auf Grund des Elastase-Wertes. Im Vergleich zum Sekretin-Cholezystokinin-Test besteht eine fast 100%ige Sensitivität für die schwere exokrine Pankreasinsuffizienz, 77-100 % bei mittelschwerer und 0-63 % für die milde Form (83, 85). Die Spezifität beträgt 93-94 % (84, 86) sofern keine Dünndarmpathologie mit assoziierter Diarrhoe vorliegt (87).

Funktions-Einschränkung	Testresultat
Mild	< 200 µg/g Stuhl
Mittelschwer	100-200 µg/g Stuhl
Schwer	< 100 µg/g Stuhl *oder* < 50 µg/g Stuhl

Tab. 5.6: Schweregrad-Einteilung der exokrinen Pankreasinsuffizienz auf Grund der Elastase Bestimmung im Stuhl. Modifiziert nach (83, 84).

Die Spezifität des Elastase-Tests ist eingeschränkt bei Patienten, welche unter Dünndarmpathologien wie Kurzdarmsyndrom, Diarrhoe, Morbus Crohn oder glutensensitiver Enteropathie leiden. In diesen Situationen können falsch niedrige Elastase-Werte gemessen werden.

Die Problematik der Elastasebestimmung bei Diarrhoe ist klinisch relevant, da bei exokriner Pankreasinsuffizienz dünne Stuhlentleerungen ein Leitsymptom darstellen und häufig vorkommen. Hier braucht es eine genaue Instruktion des Patienten, um Fehler in der Präanalytik (Probenentnahme) zu vermeiden. Der Patient muss darauf hingewiesen werden, dass bei rein wässriger Diarrhoe keine flüssige Probe entnommen werden soll, sondern dass in jedem Fall feste Stuhlanteile für die Durchführung des Tests notwendig sind. Eine breite Anwendung finden die Elastase-Stuhluntersuchungen bei Kindern, welche an zystischer Fibrose erkrankt sind. Die Anwendung des Elastase-Tests ist bereits ab dem zweiten Lebensmonat valide und ermöglicht ein frühzeitiges Erkennen einer exokrinen Pankreasinsuffizienz (88, 89).

> Zusammenfassend darf die Bestimmung der Elastase im Stuhl als primärer Test in der Hausarztpraxis bezeichnet werden, falls eine exokrine Pankreasinsuffizienz in der Differentialdiagnose erscheint.

▶ Stuhl-Fett-Gehalt

Die quantitative Stuhl-Fett-Bestimmung ist der Standard-Test für die Diagnose einer Steatorrhoe (Stuhlfett > 7 g/24 h). Für diesen Test gilt es besonders die niedrige Sensitivität bei leichter oder mittelschwerer exokriner Pankreasinsuffizienz zu beachten. Auch Ernährungsmaßnahmen mit einer reduzierten Fetteinnahme können den Test verfälschen. Die qualitative Messung einer einmaligen Stuhlprobe mittels einer Sudan-Färbung ist im Vergleich zu einer 72-stündigen Stuhlasservierung zwar deutlich einfacher durchzuführen, aber auch weniger zuverlässig. Eine bereits bestehende Pankreasenzym-Substitutionstherapie muss eine Woche vor Durchführung des Tests abgesetzt werden. Die tägliche Menge an Nahrungsfetten sollte für 5 Tage 80-120 g betragen. Um Messfehler zu minimieren sollte der Stuhl über 3 x 24 h gesammelt werden.

▶ Pankreolauryl-Test

Bei der Durchführung des Pankreolauryl-Tests muss der Patient mit einem Standard-Frühstück eine Mischung von Fluoreszein-Dilaurat einnehmen. Fluoreszein-Dilaurat ist ein Substrat der pankreasspezifischen Cholesterol-Esterase. Dieses Enzym spaltet das Fluoreszein-Dilaurat und führt zu einer Loslösung des Fluoreszein in Relation zur Aktivität der Cholesterol-Esterase. Das Fluoreszein wird rasch intestinal resorbiert, ist im Serum nachzuweisen und wird danach über den Urin ausgeschieden. Eine Messung im Serum ist einer Urinbestimmung vorzuziehen, da bei Letzterer eine zusätzlich vorhandene Nierenfunktionsstörung das Resultat verfälscht. Die Einnahme von Pankreasenzympräparaten muss für die Untersuchung mindestens 72 Stunden vorher gestoppt werden. Zur Durchführung muss der Patient nüchtern sein. Zwecks Verbesserung der Magenentleerung und zur Stimulation der Bauchspeicheldrüse werden Metoclopramid und Sekretin verabreicht (90). Die Untersuchung dauert insgesamt 4 Stunden und erfordert alle 30 Minuten eine Blutentnahme. Eine Fluorescein-Konzentration < 4,5 µg/ml wird als pathologisch angesehen. Eine Konzentration < 2,5 µg/ml spricht für eine schwere exokrine Pankreasinsuffizienz. Die Sensitivität des Serum-PLT liegt bei chronischer Pankreatitis bei 82 %, die Spezifität bei 91 %. Bei leichtgradiger exokriner Pankreasinsuffizienz sinkt die Sensitivität auf 52 % (91). Weil auch Störungen des Metabolismus von Fluoreszein das Testresultat beeinflussen, sinkt die Spezifität (Zunahme falsch positiver Testresultate) bei Z.n. Gastrektomie, Gallensäure-Mangel oder Zoeliakie.

▶ Atemtest

Der Atemtest zur Abklärung einer exokrinen Pankreasinsuffizienz beinhaltet eine mit ^{13}C-markierte Mahlzeit (90). Die für den Test eingesetzten Substrate sind Lipide, sodass mit diesem Testverfahren primär die Funktion der Lipase gemessen wird. Nach Resorption kommt es zu einer Metabolisierung der Substrate und einem Abatmen in Form von $^{13}CO_2$. Massenspektroskopie oder Infrarot-Analyse werden benötigt, um das $^{13}CO_2$ zu quantifizieren.

Wie andere indirekte Tests quantifiziert der Atemtest die Fett-Malabsorption und ist deshalb nicht spezifisch und zu ungenau im Nachweis für die Diagnose einer milden exokrinen Pankreasinsuffizienz. Der größte Nutzen dieser Untersuchung liegt in der Quantifizierung einer Steatorrhoe, wenn das Sammeln und Verarbeiten einer Stuhlprobe vermieden werden soll.

> Der ^{13}C-Atemtest eignet sich gut für die Überprüfung der Effizienz einer Enzymersatztherapie.

> Werden die verschiedenen Tests miteinander verglichen so lässt sich zusammenfassend festhalten, dass die Vorteile der einen, die Nachteile der anderen Tests sind und umgekehrt: Der invasive direkte Sekretin-Cholezystokinin-Test ist der Sensitivste jedoch auch der Aufwändigste, Gefährlichste (notwendige Kanülierung des Ductus Wirsungianus) und außerdem teuer. Auf der anderen Seite ist die Messung der Stuhlelastase weniger sensitiv, dafür nebenwirkungsfrei und günstig.

Eine ausführliche Wertung und genaue Beschreibung der Durchführung der exokrinen

Funktionstests erfolgte kürzlich in zwei Handbüchern (75, 78) und soll an dieser Stelle nicht wiederholt werden.

Invasive Abklärung

▶ Gastroskopie

Die Durchführung einer Gastroskopie ist nicht obligat für die Abklärung der exokrinen Pankreasinsuffizienz. Letztlich gibt es keine Untersuchungen zur diagnostischen Ausbeute der Gastroskopie im Kollektiv von Patienten mit exokriner Pankreasinsuffizienz. Sinnvolle Indikationen für die Gastroskopie in diesem Kollektiv sind die Präsenz von Oberbauchschmerzen, welche durch die chronische Pankreatitis ungenügend erklärt sind (Vorliegen einer gastroduodenalen Ulkuskrankheit?), ein Eisenmangel und/oder eine Anämie (Ulkus? Tumor?), Gewichtsverlust trotz Substitution mit Pankreasenzymen (sero-negative Sprue? Malignom? M. Whipple?), Vorliegen einer Alkoholkrankheit mit Leberinsuffizienz (Varizen gastroösophageal?), abgelaufene Milzvenenthrombosen (Fundusvarizen?) sowie ein bis präpapillär erweiterter Pankreasgang (Papillentumor?). Es gibt kaum publizierte Daten, welche die Frage nach der Häufigkeit von gastroskopischen Befunden bei Patienten mit chronischer Pankreatitis und/oder exokriner Pankreasinsuffizienz beantworten. In einzelnen Arbeiten wird eine relative Zunahme von duodenalen Ulcera berichtet.

▶ Endoskopische retrograde Cholangiopankreatographie (ERCP)

Bis zur Weiterentwicklung der MRCP galt die ERCP als Goldstandard zum Nachweis von duktalen Abnormitäten. Die morphologischen Veränderungen werden anhand der veränderten Seitenäste und zusätzlicher Merkmale wie Obstruktion, Füllungsdefekte, Ausmaß von Gangdilatation und -unregelmäßigkeiten klassifiziert. Im Rahmen einer ERCP, welche meist auch eine Sedation verlangt, gelingt eine Kanülierung des Pankreashauptganges in rund 70-91 % und die Beurteilung des Ganges proximal einer hochgradigen Stenose ist häufig limitiert (71). All diese Probleme können dank der technischen Weiterentwicklung der MR-Untersuchung umgangen und die oben erwähnten Befunde können damit nicht-invasiv erhoben werden. Deshalb soll die ERCP nur noch bei unklaren Situationen nach MRCP oder wenn eine zusätzliche Intervention notwendig ist, angewendet werden (70).

Eine Zusammenstellung der Sensitivitäten und Spezifitäten der einzelnen Untersuchungen ist in Tab. 5.7 dargestellt. Die Test-Charakteristika können schwanken je nachdem was als Gold-Standard in der Studie genutzt wurde und je nachdem welche klinischen Schweregrade eingeschlossen wurden.

Untersuchungsverfahren	Sensitivität	Spezifität
Radiologie		
Transabdomineller Ultraschall	60-80 %	75-90 %
Computertomographie	56-95 %	85-90 %
MRCP	70-92 %	85-98 %
Endoskopie		
Endosonographie	88-100 %	90-100 %
ERCP	68-93 %	89-97 %
Pankreasfunktionstests		
Sekretin-Pankreozymin-Test	80-97 %	90-95 %
Pankreolauryl-Test	70-82 %	70-87 %
Elastase-1 im Stuhl	37-93 %	62-93 %

Tab. 5.7: Sensitivität und Spezifität der einzelnen Untersuchungsverfahren zur Diagnose einer chronischen Pankreatitis (modifiziert nach 61, 71,74, 75).

5.3. Indikation zur Durchführung einer Untersuchung der exokrinen Pankreasinsuffizienz

Chronische Pankreatitis

Zur Diagnose einer fortgeschrittenen chronischen Pankreatitis sind die Pankreasfunktionstests in der Regel nicht notwendig. Insbesondere da heutzutage die meist verfügbare Bildgebung mit Computertomographie und Magnetresonanz-Cholangio-Pankreatographie pathognomonische Veränderungen zeigt. Die Funktionstests sind notwendig, um das Ausmaß der exokrinen Insuffizienz zu quantifizieren.

Im Gegensatz dazu stellt die Diagnose einer im Frühstadium bestehenden chronischen Pankreatitis mit eingeschränkter Sekretionsleistung eine schwierige Aufgabe dar, da die radiologische Diagnostik noch nicht eindeutig ist. Bei Patienten mit chronischen Abdominalbeschwerden und negativer radiologischer Diagnostik mittels konventioneller Abdomenaufnahme, Computertomographie und Magnetresonanztomographie kann der Sekretin-Cholezystokinin-Test einen positiven Beitrag zur Diagnose einer "minimal change" chronischen Pankreatitis geben. Dabei können bereits geringe Veränderungen in der Pankreasfunktionsleistung auf Grund der bestehenden Entzündung und Vernarbung gefunden werden (78).

Die indirekten Tests sind bei der Suche nach frühen Funktionseinschränkungen bei chronischer Pankreatitis nur von limitiertem Nutzen.

Die Bedeutung einer funktionellen Testung liegt darin, dass Patienten mit chronischer Pankreatitis und nachgewiesener, auch nur milder, exokriner Dysfunktion von einer Enzymsubstitution profitieren, da diese die Verdauung und Resorption optimiert.

Bei neu aufgetretener Steatorrhoe oder signifikantem Gewichtsverlust ist neben der Messung der Pankreaselastase auch die Durchführung einer Computertomographie zum Ausschluss eines Malignomes des Pankreas obligat. Eine aufwändige direkte Funktionstestung ist dazu meist nicht notwendig.

Zystische Fibrose

Bei Patienten mit zystischer Fibrose und Zeichen einer Malabsorption und/oder Steatorrhoe genügt meist primär ein indirekter Pankreasfunktionstest, um das Ausmaß der exokrinen Pankreasinsuffizienz zu quantifizieren. Fett-Quantifizierung oder ein Atemtest können zur Bestätigung der Diagnose Steatorrhoe und als Verlaufskontrolle nach Pankreasfermenttherapie benutzt werden. Die Durchführung eines invasiven, direkten Funktionstests ist in der Regel nicht notwendig, da die Einschränkung der Pankreasfunktion häufig ausgeprägt und damit einfach nachzuweisen ist.

Zustand nach Gastrektomie

Wegen der veränderten Anatomie sind die direkten Pankreasfunktionstests kaum noch durchführbar. Bei diesen Patienten ist ein indirekter fäkaler Test am besten geeignet, die exokrine Leistung des Pankreas zu beurteilen, da bei den oralen Tests das Ergebnis auch von der Passage der Testmahlzeit durch den Magen-Darmtrakt abhängig ist und letztere auf Grund des chirurgischen Eingriffes stark variieren kann.

Kurzdarmsyndrom/Mangelernährung

Bei Patienten mit Kurzdarmsyndrom kann im Langzeitverlauf eine exokrine Pankreasinsuffizienz auftreten obwohl initial die Bauchspeicheldrüse nicht erkrankt ist. Der Stellenwert von Pankreasfunktionstests bei Patienten mit Kurzdarmsyndrom ist gering und eine Testung soll sich auf wenige Einzelfälle, bei denen trotz Ausschöpfung der Maßnahmen zur Transitzeitverkürzung und Regulation des Flüssigkeitshaushaltes Hinweise auf eine zusätzlich bestehende Pankreaserkrankungen vorliegen, beschränken.

Pankreasneoplasie und Zustand nach Pankreasresektion

Leider ist bei der Mehrzahl der Patienten mit Pankreasneoplasie zum Zeitpunkt der Diagnose eine chirurgische Resektion nicht mehr möglich und der Tumor bleibt in situ, womit auch die Pankreasgangobstruktion weiterbesteht. Lediglich bei einer Minderheit von Patienten mit Tumoren im Pankreaskopf oder -korpus ergibt sich bei eindeutig durch die Nahrungsaufnahme zunehmenden Schmerzen die Indikation und die Möglichkeit, den linksseitig gestauten Pankreashauptgang durch einen Stent zu entlasten. In jedem Falls muss bei allen Patienten mit nicht resezierbarem Karzinom mit einer mehr oder weniger stark ausgeprägten exokrinen Insuffizienz gerechnet werden. Es ist deshalb wichtig immer eine Bestandesaufnahme der exokrinen Funktion durchzuführen, was wiederum am einfachsten mittels Bestimmung der Elastase im Stuhl überprüft werden kann. Damit kann eine rationale Grundlage für eine Enzymersatztherapie gelegt werden.

Bei Zustand nach partieller oder totaler Pankreatektomie, kommt es zu einer exokrinen Pankreasinsuffizienz unterschiedlichen Ausmaßes. Der Schweregrad der exokrinen Insuffizienz hängt dabei sowohl vom Ausmaß des reserzierten Gewebes als auch vom Ausmaß der als Folge der Obstruktion präoperativ entstandenen Pankreasatrophie ab. Als einfachster und günstigster Test hat sich bei diesen Patienten die Messung der Elastase im Stuhl an vielen Kliniken etabliert.

Therapie der exokrinen Pankreasinsuffizienz

6. Therapie der exokrinen Pankreasinsuffizienz

Die Behandlung der exokrinen Pankreasinsuffizienz beruht auf zwei Hauptpfeilern:

- Ernährungsmaßnahmen
- orale Enzymsubstitution

Je nach Ursache und Ausmaß der Pankreasinsuffizienz kommen dann weitere flankierende Maßnahmen dazu. So kann bei funktioneller exokriner Insuffizienz unter Umständen die pathogenetische Störung wie beispielsweise beim Gallensäureverlustsyndrom oder bei einer Obstruktion des Pankreasganges (☞ Tab. 3.1) direkt angegangen und korrigiert werden. Trotzdem muss häufig auch in solchen Situationen zumindest vorübergehend mit Pankreasfermenten behandelt werden.

Eine andere unterstützende Maßnahme stellt die Schmerzbehandlung beim Patienten mit chronischer Pankreatitis dar, insbesondere wenn der Patient auf Grund der durch die Nahrungsaufnahme induzierten Schmerzen die perorale Ernährung reduziert.

> Die wichtigsten Therapieziele sind ein Vermeiden einer weiteren Schädigung des Pankreas (Alkoholabstinenz) sowie die Gabe von Verdauungsfermenten zur Kompensation des Enzymmangels. Damit sollen Sekundärprobleme in Folge einer Maldigestion und Malabsorption vermieden werden.

6.1. Ernährungsmaßnahmen bei exokriner Pankreasinsuffizienz

Alkohol

Die strikte Abstinenz von Alkohol bei Patienten mit alkoholbedingter chronischer Pankreatitis ist der erste und wichtigste Behandlungsschritt. Betreffend der Bedeutung des Alkohols bei nicht-Äthyl-bedingter exokriner Pankreasinsuffizienz gibt es kaum Daten. Die toxische Wirkung von Alkohol auf das Drüsengewebe ist jedoch gut dokumentiert. Es erscheint daher naheliegend, bei jeder Form einer Pankreaserkrankung Alkohol zu meiden und damit einen zusätzlichen Alkohol-induzierten Entzündungs- und Fibroseprozess zu vermeiden (11).

Fette und fettlösliche Vitamine

Auch bei manifester exokriner Pankreasinsuffizienz wird oft eine mäßige Fett- und Eiweißmenge noch gut vertragen. Es muss hier klar festgehalten werden, dass es nicht indiziert ist, Patienten mit exokriner Insuffizienz primär eine stark Fett-reduzierte Diät zu verschreiben. Das Ziel besteht in einer normalen, ausgewogenen Ernährung ohne Fettexzesse (☞ Abb. 6.1) unter gleichzeitiger Substitution von Pankreasfermenten. Eine spezielle Beachtung verdienen die fettlöslichen Vitamine. In drei kleinen Studien mit insgesamt 71 Patienten mit Alkohol-induzierter chronischer Pankreatitis wurde auch bei Behandlung mit Pankreasfermenten bei 60 bis 75 % der Patienten ein subklinischer Mangel eines fettlöslichen Vitamines (meist Vitamin E und/oder A) festgestellt (54, 93, 94). Deshalb sollen diese Vitamine bei Patienten mit exokriner Insuffizienz kontrolliert und gegebenenfalls substituiert werden.

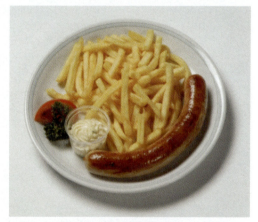

Abb. 6.1: Beispiel eines Fettexzesses: Bratwurst, Pommes-Frites und Mayonnaise.

Nahrungsfasern

Nahrungsfasern unterstützen eine regelmäßige Passage von geformtem Stuhl. Zuviele Ballaststoffe können aber bei Patienten mit exokriner Insuffizienz auch negative Auswirkungen haben. Ein hoher Anteil an Ballaststoffen führt zu vermehrter Flatulenz und vermindert die Aktivität von Pankreasfermenten, wobei der Mechanismus dahinter unklar ist (95, 96). Bei einer ausgewogenen Ernährung mit 5 Portionen Gemüse, Salat und Früchten erreicht man ca. 30 g Nahrungsfasern pro Tag. Offen bleibt bei den wenigen verfügbaren Daten die Frage wie viel "zuviel" ist. Hier dürfte der einzelne Patient mit der Zeit am Besten herausfinden, wie viele Ballaststoffe ihm gut tun.

6.2. Enzymsubstitution

Die exokrine Pankreasinsuffizienz als Endzustand nach Untergang von Pankreasgewebe in Folge einer Pankreaserkrankung ist nicht reversibel und eine kausale Therapie der exokrinen Insuffizienz ist entsprechend nicht möglich. Damit bildet die langfristige, häufig sogar lebenslängliche Enzymsubstitution den einzig gangbaren Weg zur Korrektur der mangelnden Sekretionsleistung des Pankreas.

> Die Resultate der Funktionstestung helfen bei der Indikationsstellung für eine Enzymersatztherapie sowie für die Verlaufskontrolle und die Beurteilung deren Wirksamkeit.

Die extern zugefügten Pankreasenzyme müssen das duodenale Lumen gleichzeitig mit der Mahlzeit erreichen. Falls die Einnahme der Pankreasfermente nicht simultan mit der Mahlzeit erfolgt, ist die Durchmischung mit der eingenommenen Nahrung ungenügend und die Verdauung bleibt eingeschränkt. Werden mehrere Kapseln eingenommen, so soll die Dosis auf 2 bis 3 Portionen aufgeteilt und diese zu Beginn, sowie während der Mahlzeit eingenommen werden. Wird pro Mahlzeit nur eine Kapsel benötigt, soll diese nach dem ersten Drittel der Mahlzeit eingenommen werden. Das in der Schweiz am weitesten verbreitete Präparat, Creon® (in Deutschland Kreon®), beinhaltet so genannte Mikropellets in Kapselform. Für Patienten, denen das Schlucken von Kapseln Schwierigkeiten bereitet, besteht die Möglichkeit, die Kapsel zu eröffnen. Die feinen Mikropellets können sehr gut mit der Nahrung aufgenommen werden, dürfen aber nicht zerkaut werden, da sonst der Säureschutz verloren geht und das Präparat bei der Passage durch den Magen inaktiviert wird.

Allein die zeitgleiche Einnahme von Nahrung und Pankreasfermenten garantiert aber nicht immer ein ebensolches Ankommen dieser beiden Komponenten im Duodenum. Wichtig ist auch eine zu-

verlässige Passage durch den Pylorus. Letztere wird durch die Größe der "Pankreasfermentkapseln" bestimmt. Die ideale Größe für eine problemlose Passage durch den Pylorus scheint 1,4 mm zu betragen, womit ein maximaler lipolytischer Effekt erreicht werden kann (97). Eine gleichzeitige Verschreibung eines Säureblockers mit der Verschreibung von Pankreasfermenten ist heute nicht mehr notwendig, da die handelsüblichen Enzympräparate Magensäure-stabil sind. Nichtsdestotrotz kann es in ausgewählten Fällen notwendig sein, eine gleichzeitig vorhandene Hyperazidität mittels Zugabe eines Protonenpumpenblockers anzugehen.

> Zur Wiederherstellung einer suffizienten Verdauung und Absorption von Nährstoffen bei exokriner Pankreasinsuffizienz muss eine genügende enzymatische Aktivität im Lumen des Duodenums bei adäquatem pH (> 5) erreicht werden.

In Tab. 6.1 sind die verschiedenen Effekte der Enzymsubstitution zusammengestellt.

- Ersatz der chemischen Verdauungsfaktoren, insbesondere der pankreatischen Lipase
- Verbesserung/Korrektur der Magenentleerungsstörung
- Verbesserung/Korrektur der gastroduodenalen Motilitätsstörung
- Verbesserung/Korrektur der intestinalen Motilitätsstörung
- Nicht nachgewiesen: Schmerzreduktion bei chronischer Pankreatitis

Tab. 6.1: Effekte der Enzymsubstitution.

Dosierung

Tab. 6.2 zeigt eine Zusammenstellung der wichtigsten in Deutschland, der Schweiz und Österreich erhältlichen Produkte. Die Dosierung der Enzymsubstitution richtet sich primär nach dem Bedarf an Lipase (98, 99). Peptidasen und Glukosidasen sind in der Regel weniger substitutionsbedürftig. Die Kohlenhydrat-Malabsorption bei exokriner Pankreasinsuffizienz wird später und weniger ausgeprägt manifest im Vergleich zur Steatorrhoe. Dies einerseits wegen einer vermehrten Verfügbarkeit von extrapankreatischen Glukosidasen und

Name	Lipase (E)	Protease (E)	Amylase (E)	Quelle
Handelsübliche Pankreasenzym-Präparate in Deutschland				
Bilipeptal mono Tbl.	20.000	750	15.000	Schwein
Cotazym 10.000 Kps.	10.000	225	3.750	Schwein
Cotazym 20.000 Kps.	20.000	450	7.500	Schwein
Cotazym 30.000 Kps.	30.000	675	11.250	Schwein
Cotazym 40.000 Kps.	40.000	900	15.000	Schwein
Enzym-Harongan Tbl.	2.250	1.800	150	Schwein
Enzym Lefax forte Kps.	20.000	1.012	18.040	Schwein
Helopan 10.000 Tbl.	10.000	500	9.000	Schwein
Kreon 10.000	10.000	600	8.000	Schwein
Kreon 25.000	25.000	1.000	18.000	Schwein
Kreon 40.000	40.000	1.600	25.000	Schwein
Kreon für Kinder	5.000	200	3.600	Schwein
Kreon-Granulat	20.800	1.250	20.800	Schwein
Lipazym Kps.	13.000	600	9.000	Schwein
Meteozym Tbl.	15.000	900	11.000	Schwein
Mezym F Tbl.	10.000	375	7.500	Schwein
Ozym 10.000 Kps.	10.000	500	9.000	Schwein
Ozym 20.000 Kps.	20.000	1.000	18.000	Schwein
Ozym 40.000 Kps.	40.000	1.500	25.000	Schwein
Pangrol 10.000 Kps.	10.000	500	9.000	Schwein
Pangrol 20.000 Filmtabletten	20.000	900	12.000	Schwein
Pangrol 25.000 Kps.	25.000	1.250	22.500	Schwein
Pangrol 40.000 Kps.	40.000	1.600	25.000	Schwein
Pankreatan 10.000	10.000	500	9.000	Schwein
Pankreatan 25.000	25.000	1.250	22.500	Schwein
Pankreatan 36.000	36.000	1.200	18.000	Schwein
Pankreatin 20.000 Laves Tbl.	20.000	800	11.500	Schwein
Pankreatin Mikro-ratiopharm 20.000 Kps.	20.000	1.000	18.000	Schwein
Pankreatin STADA Tbl.	20.000	800	11.500	Schwein
Pankreoflat Tbl.	6.500	400	5.500	Schwein
Pankreon Granulat	36.000	2.400	27.000	Schwein
Panpur 30.000 Tbl.	30.000	1.500	27.000	Schwein
Panzynorm forte N Tbl.	20.000	900	12.000	Schwein
Panzytrat 10.000 Kps.	10.000	500	9.000	Schwein
Panzytrat 25.000 Kps.	25.000	800	12.000	Schwein
Panzytrat 40.000 Kps.	40.000	900	15.000	Schwein
Panzytrat ok Tbl.	20.000	1.000	18.000	Schwein
Unexym mono Tbl.	10.150	570	9.750	Schwein
Handelsübliche Pankreasenzym-Präparate in der Schweiz				
Combizym Tbl.	7.400	420	7.000	Schwein
Creon Kps. 10.000	10.000	600	8.000	Schwein
Creon Kps. 25.000	25.000	1.000	18.000	Schwein
Panzytrat 25.000 Kps.	25.000	1.250	22.500	Schwein
Spasmo-Canulase Bitab	1.200	200	2.100	

Name	Lipase (E)	Protease (E)	Amylase (E)	Quelle
Handelsübliche Pankreasenzym-Präparate in Östereich				
Combizym Tbl.	7.400	420	7.000	Schwein
Helopanflat Drg.	3.600	240	3.200	Schwein
Kreon 10.000	10.000	600	8.000	Schwein
Kreon 25.000	25.000	1.000	18.000	Schwein
Kreon 40.000	40.000	1.600	25.000	Schwein

Tab. 6.2: Auswahl von Pankreasenzym-Präparaten in Deutschland, in der Schweiz und in Österreich.
E: Einheiten

andererseits wegen der im Vergleich zur Lipase deutlich verbesserten Effizienz der Amylase in Pankreatin-Präparaten. Die Dosierungsempfehlungen für eine Amylase-Substitution belaufen sich zwischen 8.000 und 60.000 IU pro Hauptmahlzeit. Die Azotorrhoee (Verlust von Stickstoff über den Stuhl) ist in der Regel auch ebenfalls weniger ausgeprägt als die Steatorrhoe. Auch hier helfen extrapankreatische Peptidasen (☞ Tab. 2.3). Zudem sind die proteolytischen Enzyme Trypsin und Chymotrypsin im Vergleich zur Lipase resistenter gegenüber der Magensäure. So erreicht, verglichen mit der Lipase, mehr als das Doppelte des eingenommenen Trypsins intakt das Duodenum Die Empfehlung für die Proteasesubstitution beläuft sich zwischen 10.000 bis über 100.000 IU pro Tag.

Um eine lipolytische Aktivität im Chymus von ca. 40-60 IU/min während der Verdauungsphase zu erreichen, wird eine kumulative Dosis von ca. 25.000-40.000 IU der Lipase zur Verdauung einer normalen Mahlzeit empfohlen (100). Diese Lipasemenge entspricht der Standard-Dosierung zur Behandlung einer manifesten Steatorrhoe zu einer Hauptmahlzeit. Empfehlungen bezüglich Zwischenmahlzeiten oder Snacks belaufen sich auf eine Lipaseaktivität um 10.000 IU.

Falls diese Standard-Dosierung zur Behandlung der Steatorrhoe nicht ausreicht, sollte die applizierte Dosis um das 2-3-fache erhöht werden und die Einnahme der Nahrung sollte auf 5-6 Mahlzeiten verteilt werden. In Tab. 6.3 sind weitere zu unternehmende Schritte bei ungenügender Wirkung der Enzymsubstitutionstherapie aufgelistet. Falls an einer regelrechten Medikamenteneinnahme gezweifelt werden muss, kann die Patientencompliance durch Messen des Stuhlchymotrypsins beurteilt werden. Eine verminderte Aktivität deutet auf eine mangelnde Enzymeinnahme hin, wobei einschränkend festgehalten werden muss, dass standardisierte Resultate für Patienten unter Enzymsubstitution fehlen.

- Dosis steigern
- Zusätzliche medikamentöse Säureblockade
- Präparat wechseln
- Fettaufnahme reduzieren
- Zusätzliche Ursachen einer Maldigestion suchen

Tab. 6.3: Vorgehen bei ungenügender Wirkung einer Enzymsubstitution.

Eine Dosissteigerung der Lipase über 75.000 bis 80.000 IU pro Mahlzeit soll nicht durchgeführt werden (98, 99). In refraktären Zuständen sollte nicht die Dosierung weiter gesteigert werden, sondern pathophysiologische und therapeutische Alternativen gesucht werden. Dazu gehören die bakterielle Überwucherung des Dünndarmes nach vorangegangener Magen- oder Darmresektion (101), eine gastrointestinale Infektion mit Giardia lamblia oder andere Dünndarmerkrankungen, die mit einer Malabsorption einhergehen können, wie beispielsweise ein Kurzdarmsyndrom oder ein ausgeprägter Dünndarmbefall bei M. Crohn.

Schweine-Pankreatin und Alternativen

Moderne Pankreasenzym-Präparate enthalten Pankreasenzyme vom Schwein. Damit ist ein Absetzen einer Substitutionstherapie nicht notwendig, wenn die exokrine Pankreasfunktion mittels Bestimmung der Elastase 1 im Stuhl erfolgt, da dieser Test humane Antikörper einsetzt. Alternativen zu den porcinen Präparaten können für Patienten, welche aus religiösen oder anderen ethischen Gründen die Einnahme von schweinischen Produkten verweigern, notwendig sein. Die Lipase von Pilzen, insbesondere von Aspergillus niger und von Rhizopus arrhizus wurde in klinischen Studien untersucht (102). Sie sind zwar resistenter gegenüber der Magensäure und brauchen keinen Schutz für die gastrische Passage, dafür werden sie aber bereits bei niedrigen Konzentrationen von Gallensäuren inaktiviert. Zudem werden sie durch Proteasen schnell zerstört (102). Das Bakterium Burkholderia plantarii produziert eine Substanz mit hoher lipolytischer Aktivität. Diese bakterielle Lipase hat eine sehr hohe spezifische Aktivität, ist resistent gegenüber Magensäure und proteolytischen Enzymen, wird nicht gehemmt durch Gallensäuren und zeigte in Tierexperimenten eine bessere Behandlung der Steatorrhoe als schweinische Produkte (103). Der Vollständigkeit halber sei hier auch darauf hingewiesen, dass im Internet unter dem Stichwort Pankreatin zahlreiche Präparate auch vegetarischen Ursprungs angeboten werden. Allerdings fehlen dabei meist Angaben zu den enthaltenen Mengen an Lipase, Protease und Amylase.

Das Gen, welches beim Menschen für die Herstellung der Lipase verantwortlich ist, konnte erfolgreich transfiziert und exprimiert werden, sodass in experimentellen Modellen eine humane Lipase eingesetzt werden konnte. Die bisher erreichten Resultate erlauben vielleicht in Zukunft die Induktion einer ektopen Expression von Pankreaslipase im hepatobiliären System (104).

▶ Kontraindikationen

Da pankreatische Enzympräparate eine physiologische Funktion übernehmen und nicht resorbiert werden, gibt es nur ganz wenige Kontraindikationen für die Substitutionstherapie. Selten kommt es zu allergischen Reaktionen gegenüber einzelnen Produkten, wobei weniger die Pankreasenzyme als vielmehr die Zusatzstoffe bei prädisponierten Patienten dafür verantwortlich sind. Für eine Enzymsubstitution bei akuter Pankreatitis und oder im Rahmen eines akuten Schubes einer chronischen Pankreatitis gibt es keine Indikation.

▶ Nebenwirkungen

Präparate aus schweinischen Pankreasfermenten können in sehr hohen Dosen für eine fibrosierende Kolopathie bei Kindern mit zystischer Fibrose verantwortlich gemacht werden (105). Es wird diskutiert, dass in sehr hohen Dosen die proteolytische Komponente der Präparate eine fibrosierende Entzündung in prädisponierten Patienten auslösen kann. Weiter wird Methacrylsäure, welche für die Säurefestigkeit der Enzympräparate eingesetzt wird, für die fibrosierende Kolopathie verantwortlich gemacht (106). Bis dieses Problem gelöst ist, sollte bei Kindern mit zystischer Fibrose anstelle einer sehr hohen Dosierung der Pankreasfermente besser eine gastrische Säurehemmung durchgeführt werden. Bei Erwachsenen mit chronischer Pankreatitis oder anderen Ursachen einer exokrinen Pankreasinsuffizienz konnte die fibrosierende Kolopathie nicht nachgewiesen werden.

▶ Galenik

Die heutzutage üblichen Präparate bestehen aus pylorusgängigen, säurefesten Mikropellets. Diese Präparation kann entweder als Granulat oder in Gelatinekapseln angeboten werden. Die Kapseln sind einfacher zu schlucken. Nach totaler Magenresektion, bei Hypochlorhydrie und auch in Kombination mit Protonenpumpenhemmern oder H2-Antihistaminika können auch gegen Magensäure ungeschützte Präparate eingesetzt werden (99, 107).

▶ Behandlung des Meteorismus, Kombinationstherapie

Subjektiv häufig störend bei Patienten mit einer exokrinen Pankreasinsuffizienz ist der Meteorismus und die Flatulenz. Viele Patienten fühlen sich dadurch in der Lebensqualität mehr eingeschränkt als durch die Schmerzen oder die Steatorrhoe. Die Anwendung eines entblähenden Mittels wie Simethiconum (Flatulex®, Lefax®, Disflatyl®) gleichzeitig zur Pankreatinmedikation oder versetzt eingesetzt führt zu einer subjektiven Besserung (108).

▶ Kosten

Die täglichen Medikamentenkosten einer Enzymsubstitution belaufen sich pro 100.000 Lipase-Einheiten in der Schweiz auf rund CHF 4,10 bis 6,75 je nach gewähltem Präparat und Packungsgröße oder in Deutschland auf 2,10-2,65 Euro.

▶ Enzymsubstitution als Analgesie

Unter der Annahme, dass bei chronischer Pankreatitis die Schmerzen durch Aktivierung der Enzymsekretion in der Bauchspeicheldrüse ausgelöst oder unterhalten werden, wurde postuliert, mittels Enzymsubstitution die Stimulation des Pankreas unterdrücken und die Schmerzintensität lindern zu können. Einzelne klinische Studien unterstützen diese Thesen, während andere keinen schmerzlindernden Effekt der Enzymsubstitution nachweisen konnten. Eine 1997 publizierte Metaanalyse von 6 randomisierten, doppelblinden, Placebo-kontrollierten Studien konnte für die Enzymsubstitution bei Patienten mit chronischer Pankreatitis keinen schmerzlindernden Effekt nachweisen (109).

Magensäurehemmung

Bei ungenügender pankreatischer Bicarbonatsekretion kann der pH-Wert im Duodenum den kritisch tiefen Wert von 4 erreichen, wodurch die Lipase irreversibel inaktiviert wird. Durch eine effektive Hemmung der Magensäure wird der pH-Wert im Duodenum normalisiert. Dies erhöht die Lipasekonzentration im Duodenum nach Einnahme von Pankreasenzymen. Mit welchen Substanzen die Säurereduktion erzielt wird, scheint keine wesentliche Rolle zu spielen. Empfohlen werden die modernen Protonenpumpeninhibitoren aber auch H2-Antagonisten können dazu verwendet werden (110). Die Magensäurehemmung führt zudem zu einer Verminderung der Gallensäureausfällung im Bereiche des Gastrointestinaltraktes und begünstigt damit die Micellenbildung und somit auch die Adsorption von Fett.

6.3. Interventionelle und operative Behandlung bei exokriner Pankreasinsuffizienz

Je nach Ursache der exokrinen Pankreasinsuffizienz kann auch eine endoskopische oder chirurgische Intervention zur Behandlung notwendig sein. In diesem Zusammenhang sind die Gangobstruktion bei chronischer Pankreatitis oder Tumorbedingter Gangstenose zu erwähnen.

Endoskopische Entlastung des gestauten Pankreasganges

Daten betreffend des Einsatzes der Endoskopie zur Entlastung eines gestauten Pankreasganges stammen fast ausschließlich von Studien, in denen Patienten mit starken Schmerzen und chronischer Pankreatitis behandelt wurden. Eine Multizenterstudie in welcher 1211 Patienten behandelt und 1018 nachkontrolliert wurden, ergab bei 65 % der behandelten Patienten langfristig einen Erfolg (Schmerzreduktion). Die exokrine Funktion des Pankreas wurde jedoch durch die endoskopische Gangdekompression nicht positiv beeinflusst (111).

In einer kleineren Studie wurden 20 Patienten mit chirurgisch nicht behandelbarem Pankreaskopfkarzinom mittels endoskopischer Stenteinlage zur Schmerzbehandlung untersucht. Die Überbrückung der Tumorstenose war in 19 von 20 Patienten möglich. Mittels endoskopischer Stenteinlage gingen die Schmerzen signifikant zurück und die Lebensqualität verbesserte sich. Die exokrine Funktion ist bei solchen Patienten mit fortgeschrittenem Tumorleiden des Pankreas natürlich im Hintergrund und wurde entsprechend in dieser Studie auch nicht speziell beachtet (112).

Chirurgische Intervention

Bei jedem Verdacht auf das Vorliegen eines Pankreastumors ist bei allgemeiner Narkosefähigkeit des Patienten die Indikation zur chirurgischen Resektion gegeben, falls nicht bereits eine lokal fortgeschrittene Erkrankung mit Infiltration der arteriellen Gefäße oder gar Metastasen diagnostiziert werden. Standardeingriff für alle Tumoren an der Papille, im Pankreaskopf, im Prozessus uncinatus und bis hin zum rechtsseitigen Pankreaskorpus ist die Duodenopankreatektomie in der klassischen oder Pylorus-erhaltenden Form (sogenannte Kausch-Whipple-Operation). Obwohl dadurch Pankreasgewebe entfernt wird, ist es möglich, dass sich postoperativ eine zuvor insuffiziente exokrine Funktion verbessert, da durch die Beseitigung der Obstruktion die noch vorhandene Restfunktion voll zur Geltung kommen kann. Im Einzelfall lässt sich dies jedoch präoperativ nicht vorhersagen, sodass jeder Patient auch auf die Möglichkeit einer postoperativen Persistenz oder gar Verschlechterung der exokrinen Insuffizienz hingewiesen werden muss.

Auf die Möglichkeit der Pankreastransplantation oder Inselzelltransplantation soll hier nicht eingegangen werden, da die Indikation für eine solche nur bei endokrinem Funktionsausfall allenfalls gegeben ist. Dasselbe gilt für die in Einzelfällen notwendige totale Pankreatektomie mit Inselzell-Autotransplantation bei therapierefraktären Schmerzen in ausgewählten Fällen einer chronischen Pankreatitis.

6.4. Praktische Empfehlungen bei exokriner Pankreasinsuffizienz

Grundregeln

- Die Enzyme unmittelbar vor und während der Mahlzeit einnehmen.
- Die Kapsel soll am besten ungeöffnet mit Wasser oder evtl. Fruchtsaft eingenommen werden. Bei Bedarf kann die Kapsel geöffnet und der Inhalt **unzerkaut** mit Wasser, Fruchtsaft oder ausnahmsweise mit breiiger Nahrung wie Joghurt eingenommen werden.
- Dosierung: 2.000 Lipase-Einheiten pro Gramm Fett ergibt folgende Richtdosis für Erwachsene:
  - Mindestens 20.000 bis 50.000 Lipase-Einheiten pro Hauptmahlzeit
  - Mindestens 10.000 Lipase-Einheiten pro Zwischenmahlzeit (☞ Abb. 6.2-6.5)
  - Bei fettreichen Speisen wie beispielsweise Wurstwaren sind zusätzlich 10.000-20.000 Lipase-Einheiten notwendig
  - Das Essen im Restaurant ist meistens fettreicher als zu Hause, deshalb sind 10.000 bis 20.000 Lipase-Einheiten zusätzlich notwendig
- Geeignete Nahrungsmittel für zwischendurch sind Milchprodukte wie Joghurt oder Quark, und kleine belegte Brote (☞ Abb. 6.6a-c).
- Empfehlenswert sind auch industriell hergestellte Trinknahrungen, welche zwischen 300-400 kcal pro Portion liefern, sowie Vitamine, Mineralstoffe und Spurenelemente enthalten und für zwischendurch geeignet sind.
- Bei Personen nach Resektionen von Magen und/oder Pankreas genügt in der Regel eine Grunddosis von 20.000-25.000 Lipase-Einheiten zu den Hauptmahlzeiten sowie 10.000 zu fetthaltigen Zwischenmahlzeiten.
- Im Verlaufe der Zeit sind Anpassungen in der Grunddosierung angezeigt, weil die Betroffenen wieder ihre alltägliche (meist fettreichere) Ernährung einnehmen.

> In einer Ernährungsanamnese wird ersichtlich, ob die Empfehlungen den Gewohnheiten der Patienten entsprechen und im Alltag umgesetzt werden. Es lohnt sich, Betroffene bezüglich Ernährung gezielt zu begleiten, nachzufragen und stets von Neuem zu motivieren. Hier kann und soll neben der ärztlichen Betreuung auch eine Ernährungsberatung unterstützen. Um einer Mangelernährung entgegenzuwirken, benötigen die Betroffenen Kraft, Durchhaltevermögen und Konsequenz.

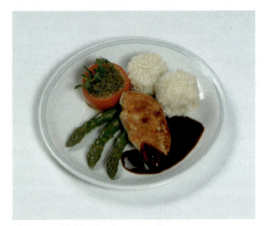

Abb. 6.2: Mahlzeit mit ca. 15 g Fett.
Fettarmes Hühnchenschnitzel mit Soße, Reis, grünen Spargeln und gedämpfter Tomate mit Kräutern.

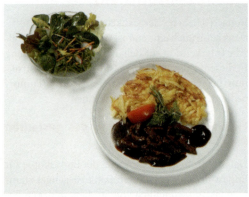

Abb. 6.3: Mahlzeit mit ca. 30 g Fett.
Geschnetzeltes Rindfleisch mit Rösti und gemischter Blattsalat mit italienischer Soße.

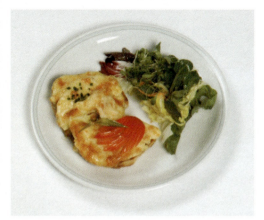

Abb. 6.4: Mahlzeit mit ca. 30 bis 35 g Fett. 2 Käseschnitten mit Tomate garniert, gemischter Blattsalat mit italienischer Soße.

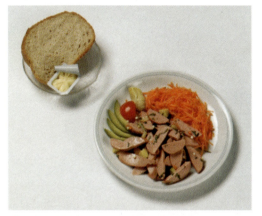

Abb. 6.5: Mahlzeit mit ca. 40 bis 45 g Fett. Wurstsalat mit Karottensalat, Brot und Butter.

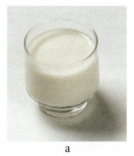

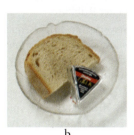

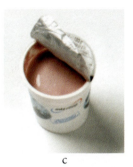

Abb. 6.6a-c: Beispiele von Zwischenmahlzeiten mit je 5 bis 8 g Fett. **a:** Ein Glas Milch (2 dl Vollmilch); **b:** Eine kleine Scheibe Brot mit Streichkäse. **c:** Ein Fruchtjoghurt.

Praktische Ernährungsempfehlungen

- Häufige kleine Mahlzeiten d.h. 3 Hauptmahlzeiten und 3-4 kleine Zwischenmahlzeiten. Von Vorteil sind eiweißhaltige Snacks wie z.B. Joghurt, Quark, kleine belegte Brote oder andere kleine Häppchen mit Käse, Quark, Fleisch oder Ei.
- Fett wird in Form von unerhitztem oder leicht erhitztem Pflanzenöl und frischer Butter meistens gut vertragen.
- Einnahme eines Multivitaminpräparates bei geringem Gemüse-, Salat- und Obstkonsum.

▶ Praktische Ernährungsmaßnahmen bei Mangelernährung

- Zusätzlich Trinknahrungen als Zwischenmahlzeit einnehmen. Diverse Hersteller bieten in Apotheken geeignete Produkte an.
- Anreicherung von Getränken, Cremen oder Joghurt mit leicht resorbierbarem Kohlenhydratpulver z.B. Maltodextrin.
- Anreicherung von Suppen, Saucen, breiigen Speisen mit Pflanzenöl, frischer Butter, flüssigem Rahm oder Reibkäse.
- Bei Gewichtsverlust trotz konsequenter Enzymsubstitution, muss die Einnahme von MCT-Fetten mit dem Hausarzt und einer Ernährungsberaterin diskutiert werden.
- Bei erfolgloser Gewichtsstabilisierung oder -zunahme muss frühzeitig eine enterale Nachternährung mittels Jejunalsonde in Betracht gezogen werden.

Fallbeispiele

7. Fallbeispiele

Fallbeispiel 1

Patient, 58 Jahre, männlich, verwitwet, 1 Kind, kaufmännischer Angestellter.

Anamnese

Der Patient stellt sich beim Hausarzt wegen rezidivierender Durchfallepisoden vor. Er hat einen langsamen, aber steten Gewichtsverlust von 8 kg in 3 Jahren bemerkt. Der Stuhlgang war dünnflüssig, flockig und fettig. Blut- oder Schleimspuren sind nicht beobachtet worden. Der Appetit war stets gut, der Patient litt weder unter Übelkeit noch unter Erbrechen. Gelegentlich hat der Patient unter dem rechten Rippenbogen einen leichten, stechenden Schmerz verspürt. Die weitere Anamnese ergibt weder einen Tropenaufenthalt noch eine Einnahme von Antibiotika, Kunstzucker, Diuretika oder NSAR. Die Schilddrüsenhormone im Serum sind normwertig. Eine Empfehlung, Milchprodukte zu meiden, bringt keine Besserung. Die dann durchgeführte Koloskopie ergibt keine Hinweise auf eine entzündliche Darmerkrankung. Die vom Hausarzt veranlasste Messung der Stuhlelastase ergibt einen deutlich verminderten Wert von 63 µg/g Stuhl (Norm > 200 µg/g Stuhl), womit die Diagnose einer exokrinen Pankreasinsuffizienz gestellt werden konnte. Daraufhin wurden dem Patienten Pankreasfermente (Creon®), 25.000 IE zu jeder Haupt- und 10.000 IE zu jeder Zwischenmahlzeit, verschrieben.

Klinische Untersuchungsbefunde

58-jähriger Patient in gutem Allgemein- und Ernährungszustand (Gewicht 70 kg, Größe 170 cm, BMI 24,2 kg/m^2). Cor: Herztöne rhythmisch, rein, keine Nebengeräusche auskultierbar. Pulmo: vesikuläres Atemgeräusch über allen Lungenfeldern, sonorer Klopfschall. Abdomen weich, kein Druckschmerz, keine Abwehrspannung, keine Resistenzen. Darmgeräusche normal in allen 4 Quadranten. Wirbelsäule indolent, Nierenlogen frei. Pulse allseits palpabel, keine Ödeme. Orientierende neurologische Untersuchung unauffällig.

Als weitere Untersuchung wird dann eine Gastroskopie mit Endosonographie veranlasst.

Gastroskopie und Endosonographie

Unauffälliger Befund im Magen und normale Duodenalmukosa. Entleerung von zähem Schleim aus der Papille. Deshalb zusätzlich auch Durchführung einer Endosonographie, welche eine zystische Veränderung im Pankreaskopf und Dilatation des Ductus pancreaticus major ergibt. Darum wird ein muzinös zystisches Neoplasma vermutet.

Zu diesem Zeitpunkt kann bereits eine OP-Indikation gestellt werden. Zur genauen OP-Planung wird zusätzlich eine MR all-in-one des Oberbauches veranlasst. Diese Untersuchung erlaubt eine Beurteilung der parenchymatösen Organe und der Gefäße und zeigt zusätzlich die Gallenwege und den Pankreasgang.

MR Abdomen

Bestätigung der zystischen Veränderung im Pankreaskopf und Dilatation des Ductus pancreaticus und dessen Seitenäste. Schlanke Gallenwege. Keine Hinweise auf Lymphknotenvergrößerungen oder Leberläsionen (☞ Abb. 7.1 und 7.2).

Auf Grund aller bisherigen Befunde handelt es sich um einen muzinös zystischen Pankreastumor. Differentialdiagnostisch kann sowohl eine intraduktal papillär muzinöse Neoplasie (IPMN) oder ein muzinös zystisches Adenom oder sogar Adenokarzinom vorliegen. Weniger wahrscheinlich ist eine postentzündliche pseudozystische Transformation oder ein multiseptiertes seröses Zystadenom.

Therapieentscheidung

Duodenopankreatektomie (Kausch-Whipple-Operation). Wenn immer es auf Grund der anatomischen Lokalisation der Läsion möglich ist, bevorzugen wir die Pylorus-erhaltende Modifikation der Duodenopankreatektomie.

Histologische Diagnose

Intraduktaler papillärer muzinöser Tumor des Pankreaskopfes (branch-duct-type). Mäßig starke Dysplasie des muzinösen Epithels. Schnittrand des Pankreashalses mit chronischer, fibrosierender und atrophisierender Pankreatitis sowie Duktektasien, ohne Karzinomnachweis.

In zahlreichen Schnittpräparaten ist keine hochgradige Dysplasie und vor allem kein invasives Wachstum nachzuweisen.

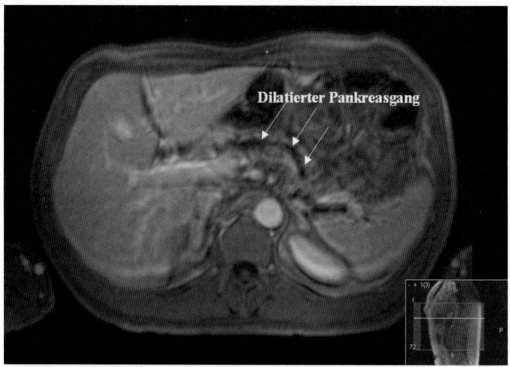

Abb. 7.1: Im abgebildeten Ausschnitt ist der dilatierte Pankreasgang im Pankreaskorpus und -schwanz gut erkennbar. Ansonsten zeigen sich keine peripankreatische Veränderungen.

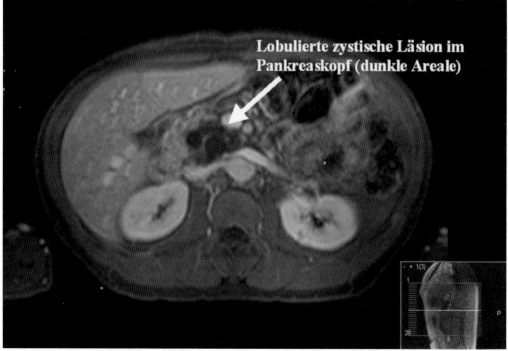

Abb. 7.2: Im Pankreaskopf erkennt man die mehrkammerige zystische Veränderung.

■ Verlauf

Der postoperative Verlauf und Kostaufbau gestaltete sich problemlos. Der Patient wurde zunächst über eine doppellumige naso-gastro-jejunale Sonde ernährt. Am 4. postoperativen Tag konnte der gastrale und am 6. postoperativen Tag der jejunale Anteil der Sonde entfernt werden. Am 9. postoperativen Tag wurde der Patient in gutem Allgemeinzustand entlassen.

Die chirurgische Abschlussuntersuchung 3 Monate nach der Operation ergibt einen guten Allgemeinzustand und vollständige Beschwerdefreiheit. Die Blutglukosewerte sind im Normbereich. Unter konsequenter Enzymsubstitution ist die Diarrhoe nicht wieder aufgetreten. Stabiler Gewichtsverlauf, volle Leistungsfähigkeit.

■ Kommentar

Das Leitsymptom Durchfall hat hier zuerst an andere Diagnosen denken lassen. Mit der Bestimmung der Stuhlelastase war dann aber die Ursache der Diarrhoe geklärt, wenn auch die dahinter stehende Erkrankung vorerst unklar war. Die Durchführung einer Gastroskopie mit Endosonographie, als erster Schritt nach der Bestimmung der Stuhlelastase, ist sicher diskutierbar, auch wenn hier durch die Beschreibung des hochviskösen Pankreassekretes und der zystischen Veränderung bereits die richtige Diagnose gestellt werden konnte.

Fallbeispiel 2

Patientin, 61 Jahre, weiblich, getrennt lebend, Hausfrau.

■ Anamnese

Bei der Patientin traten im September 2004 erstmals rezidivierende Diarrhoen auf (2 bis 5 x pro Woche). Der Appetit war stets normal. An Gewicht hatte sie nicht verloren. Die Patientin fühlte sich durch die chronische Diarrhoe stark eingeschränkt. Aus Angst vor unkontrolliertem Stuhlabgang wagte sie nicht mehr, das Haus zu verlassen. Die Patientin klagte auch über Übelkeit. Die Frage nach Fieber und Nachtschweiß wurde verneint. Auch eine detaillierte Anamnese ergab keine weiteren Hinweise auf die Ursache der Diarrhoe.

■ Untersuchungsbefunde

61-jährige Patientin in gutem Allgemein- und adipösem Ernährungszustand (Größe 175 cm, Gewicht 97 kg, BMI 31 kg/m^2). Die kardiopulmonale Untersuchung ergab keine Auffälligkeiten. Rege Darmgeräusche, Abdomen weich und indolent. Mäßige Varikosis beider Beine, diskrete Knöchelödeme.

Offen blieb in der Differentialdiagnose initial eine entzündliche Darmerkrankung (obwohl die Laboruntersuchungen dies nicht vermuten ließen), eine Sprue oder eine exokrine Pankreasinsuffizienz. Es wurden nun eine Koloskopie und eine Gastroskopie durchgeführt. Die Untersuchung einer Stuhlprobe auf den Gehalt an Pankreaselastase erfolgte zu diesem Zeitpunkt jedoch nicht.

■ Koloskopie

Normale Ileokoloskopie ohne pathologische Befunde.

■ Gastroskopie

Die Gastroskopie ergab 4 Befunde/Diagnosen:

- Unklarer Tumor in der Pars II duodeni, papillennah
- Geröteter Bulbus duodeni
- Punktförmige Rötungen im ganzen Magen
- Kleine Hiatushernie

■ Endosonografie

Tubulo-villöses Adenom, vis-à-vis der Papilla Vateri. Endosonografisch kann ein beginnendes uT1 N0 nicht sicher ausgeschlossen werden. Die entnommene Biopsie ergibt in der histologischen Beurteilung ein tubulo-villöses Adenom mit hochgradigen Zelldysplasien.

Im Sinne einer umfassenden Diagnostik des Oberbauches erfolgt dann noch eine abdominale Computertomographie.

■ CT

Keine pathologischen Raumforderungen im Bereich des Duodenums. Das bekannte Adenom ist nicht sicher abgrenzbar. Nebenbefundlich zeigt sich eine Cholezystolithiasis. Es ergibt sich kein Hinweis auf eine Pathologie im Bereich des Pankreas.

■ Diagnose

- Tubulo-villöses Adenom mit hochgradigen Zelldysplasien, evtl. sogar Anteilen eines Karzinoma in situ der Pars II duodeni vis-à-vis der Papilla vateri.
- Cholezystolithiasis

Bei der anschließenden Zuweisung an die chirurgische Universitätsklinik tritt das initiale Leitsymptom Diarrhoe etwas in den Hintergrund und wird vorerst nicht weiter abgeklärt.

■ Therapieentscheidung

Duodenotomie, lokale Exzision und direkter Verschluss des Duodenums, evtl. Duodenopankreatektomie, falls bereits ein T1 vorliegen sollte. Zusätzlich Cholezystektomie.

■ Histologische Diagnose

- Tubulo-villöses Adenom des Duodenums mit hochgradigen Zellatypien ohne Hinweise auf ein invasives Karzinom.
- Leichte chronische Cholezystitis bei Cholezystolithiasis.

■ Verlauf

Der postoperative Verlauf gestaltete sich komplikationslos, sodass die Patientin am 8. Tag nach der Operation in gutem Allgemeinzustand und bei reizlosen Wunden entlassen wird.

In den ambulanten Nachkontrollen berichtet die Patientin weiterhin von chronischer Diarrhoe mit bis zu 6 x Stuhlgang/Tag. Eine Bestimmung der Stuhlelastase führt zur Diagnose einer exokrinen Pankreasinsuffizienz (Stuhlelastase 100 μg/Stuhl; (Norm > 200 μg/g Stuhl)). Unter der Einnahme von Pankreasenzymen (Creon®) kommt es zu einem raschen Rückgang der Beschwerden. Die Genese der exokrinen Pankreasinsuffizienz bleibt jedoch unklar, da die Patientin weitere Abklärungen ablehnt. Nach anderthalb Jahren setzt die Patientin die Pankreasenzymsubstitution ab, ohne dass es erneut zu einer Diarrhoe kommt. Gemäß ihren Angaben hatte die Patientin 2 Monate zuvor jeglichen Fleischkonsum gestoppt. Sie lehnt eine Verlaufsuntersuchung der Pankreaselastase im Stuhl ab.

■ Kommentar

Diagnosen findet man primär durch "Darandenken"!

Hier hat ein zufällig entdecktes tubulo-villöses Adenom, das glücklicherweise noch im Stadium der Präkanzerose gefunden und behandelt werden konnte, vorübergehend von der exokrinen Pankreasinsuffizienz abgelenkt. Interessant ist die Tatsache, dass diese Patientin nach dem Meiden von Fleisch keine Maldigestion mehr beklagt. Betreffend Verdauung der einzelnen Nahrungsgruppen (☞ Tab. 2.3).

■ Fallbeispiel 3

Patient, 48 Jahre, männlich, geschieden, keine Kinder, Verkäufer.

■ Anamnese

Der Patient beklagt seit ca. einem Jahr rezidivierende, starke, krampfartige Abdominalschmerzen mit Druckdolenz im Bereich des Oberbauches sowie gürtelförmig ausstrahlende Schmerzen bis in den Rücken. Von den letzten 6 Wochen beschreibt der Patient 3 Episoden, bei denen es jeweils auch zu Übelkeit und Erbrechen kam. Obwohl er nach jahrelangem Alkohol-Abusus seit 4 Monaten keinen Alkohol mehr trinkt, haben sich die schmerzfreien Intervalle verkürzt. Im Rahmen der Erkrankung kam es innerhalb eines halben Jahres zu einem Gewichtsverlust von 8 kg sowie öfter zu Durchfall und Fettstuhl. Die Bestimmung der Pankreaselastase zeigt einen deutlich reduzierten Wert, übereinstimmend mit einer fast kompletten exokrinen Pankreasinsuffizienz (Elastase < 15 μg/g Stuhl; Norm > 200 μg/g Stuhl). Unter der Einnahme von Pankreasenzymen (Creon®) kommt es zu einer Normalisierung des Stuhlgangs. Eine B-Symptomatik tritt nicht auf. Der Patient konsumiert seit 30 Jahren regelmäßig Cannabis. Es gibt keine Hinweise für eine endokrine Pankreasinsuffizienz.

■ Untersuchungsbefund

48jähriger Patient in gutem Allgemein- und untergewichtigem Ernährungszustand (Größe: 173 cm, Gewicht: 45 kg, BMI 15 kg/m^2). Cor: Herztöne rhythmisch, rein, ohne Nebengeräusche. Pulmo: vesikuläres Atemgeräusch über allen Lungenfeldern bei sonorem Klopfschall. Abdomen weich, kein Druckschmerz, keine Abwehrspannung, keine Resistenzen. Darmgeräusche normal in allen 4 Quadranten. Nierenlager frei, Wirbelsäule indolent. Pulse allseits palpabel, keine Ödeme, keine Varikosis. Orientierende neurologische Untersuchung unauffällig.

Auf Grund der Anamnese und Symptomatik wird rasch eine chronische Pankreatitis als Grundkrankheit vermutet. Zur Beurteilung von Pankreasparenchym, Pankreas- und Gallengang sowie der Venen und Arterien im Oberbauch wird zusätzlich ein MR all-in-one angemeldet.

■ MR Abdomen

Chronische Pankreatitis mit Pseudozysten in der Bursa omentalis sowie Duktektasien im Caput des Pankreas und ektatischem Ductus pancreaticus bei ausgeprägter Atrophie im Korpus- und Kaudabereich des Pankreas. Raumforderung im Pankreaskopf, aktuell 5,8 x 6,7 x 6,8 cm, differentialdiagnostisch vereinbar mit einer chronischen Pankreatitis im akuten Schub. Dilatierter Magen.

■ Diagnose

Chronische, atrophisierende und fibrosierende Pankreatitis mit/bei:

- Mangelernährung (BMI 15 kg/m^2)
- chronischen opiatpflichtigen Schmerzen
- Retentionsmagen bei Duodenalkompression
- Z.n. übermäßigem Alkoholkonsum

■ Therapieentscheidung

Die initiale konservative Therapie besteht in einer analgetischen Behandlung (inklusive opiathaltigen Schmerzmitteln) sowie in einer Ernährungstherapie. Per oral kann der Patient nicht genügend zu sich nehmen, weshalb zusätzlich während der Nacht über einen endoskopisch eingelegten nasojejunalen Katheter 1.000 ml Sondennahrung verabreicht werden, entsprechend zusätzlichen 1.200 Kalorien. Dank dieser Therapie gelingt es über den Zeitraum von 3 Monaten das Körpergewicht auf 52 kg anzuheben (BMI 17,4 kg/m^2).

Auf Grund der persistierenden Schmerzen und der im MR dokumentierten Vergrößerung des Pankreaskopfes wird die Indikation zu einer Duodenum erhaltenden Pankreaskopfresektion gestellt. Im Rahmen der präoperativen Bestandesaufnahme erfolgt die Durchführung einer abdominalen CT-Untersuchung.

■ CT Abdomen

Persistierende Pankreaskopfvergrößerung (Durchmesser aktuell 5,7 cm), ohne akut entzündliche Komponente mit vereinzelten Verkalkungen. Weiterhin Kompression des Magenausganges durch die pankreatische Raumforderung mit konsekutivem Retentionsmagen. Keine intrahepatische Cholestase, keine metastasensuspekten Organläsionen. Keine Lymphadenopathie. Offene V. lienalis, V. mesenterica superior und V. portae (☞ Abb. 7.3 und 7.4).

■ Verlauf

Der postoperative Verlauf gestaltet sich problemlos. Die histologische Untersuchung bestätigt die chronische atrophisierende und fibrosierende Pankreatitis. Die Schmerzsymptomatik hat sich deutlich verbessert. Am 2. postoperativen Tag kann mit dem Kostaufbau begonnen werden. Der Patient wird in gutem Allgemeinzustand und voll kostaufgebaut am 8. postoperativen Tag nach Hause entlassen. Die Sondenernährung wird zur Unterstützung für 3 Wochen noch belassen.

In der Kontrolle nach einem Jahr nimmt der Patient keine Schmerzmittel mehr, beklagt aber ein gelegentliches Ziehen im Oberbauch. Das Gewicht ist stabil bei 55 kg.

■ Kommentar

Trotz sehr ausgeprägter exokriner Pankreasinsuffizienz lagen die Zuckerwerte stets im Normbereich.

Mit der operativen Resektion des Pankreaskopfes, die in einem Zentrumsspital mit viel Erfahrung sicher und in der Regel ohne Bluttransfusion durchgeführt werden kann, kann neben den Schmerzen auch die Duodenalkompression behandelt werden. Die histologische Untersuchung des Resektates erlaubt im Gegensatz zur FNP die sichere Abgrenzung zum Karzinom, das bei Pankreaskopfvergrößerung auch bei typischer Klinik einer chronischen Pankreatitis als Differentialdiagnose genannt werden muss.

■ Fallbeispiel 4

Patient, 69 Jahre, männlich, 3 Kinder, pensioniert

■ Anamnese

Der Patient ist seit Jahren beim gleichen Hausarzt in Behandlung. Bis auf eine arterielle Hypertonie und eine bekannte koronare Herzkrankheit, welche mit Aspirin und einem Betablocker behandelt wird, bestehen keine Besonderheiten in der Anamnese. Vor zwei Jahren wurde ein Diabetes mellitus festgestellt, welcher mit oralen Antidiabetika gut eingestellt ist. Bei regelrechtem Appetit kam es im letzten halben Jahr zu einem geringgradigen

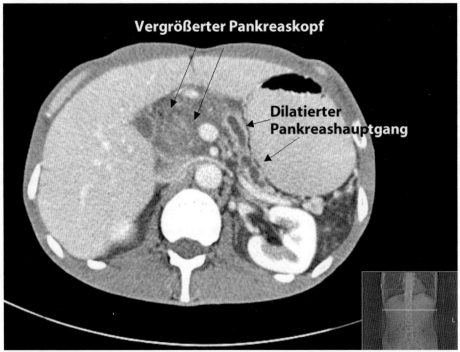

Abb. 7.3: Kontrastmittelverstärkte Computertomographie: Der Pankreaskopf erscheint inhomogen, ist vergrößert. Pankreaskorpus und Pankreasschwanz sind atroph. Der Pankreashauptgang ist bis in den Pankreasschwanz erweitert (Pfeile rechts im Bild).

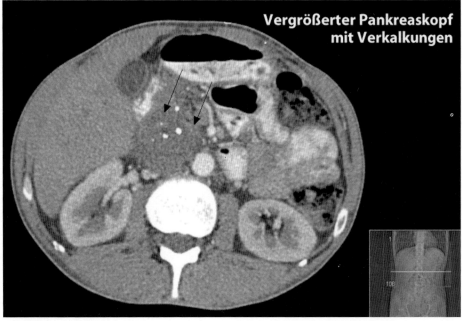

Abb. 7.4: Kontrastmittelverstärkte Computertomographie, späte Phase. Das Kontrastmittel ist in den parenchymatösen Organen Leber und Pankreas kaum mehr nachweisbar. Die Verkalkungen sind als intensiv weiße Areale im vergrößerten Pankreaskopf erkennbar.

Gewichtsverlust von 3 kg bei normalgewichtigem Patienten. Zudem stellt der Patient eine Stuhlveränderung fest, mit gelegentlich übelriechenden Stuhl, wobei der Stuhl an der Toilettenschüssel klebt und auf dem Wasser schwimmt. Bis auf leichtes, gelegentliches Unwohlsein im Oberbauch verspürt der Patient keine weiteren Symptome, insbesondere keine Schmerzen. Alkohol habe er letztmals vor 12 Jahren bei der Hochzeit der Tochter getrunken.

■ Untersuchungsbefund

69jähriger Patient in gutem Allgemein- und Ernährungszustand (Gewicht 85 kg, Größe 185 cm, BMI 24,8 kg/m^2). Cor: Herztöne rhythmisch (Puls: 70/min), 2/6 Systolikum mit punctum maximum über Erb. Blutdruck 130/65 mmHg. Pulmo: vesikuläres Atemgeräusch über allen Lungenfeldern, sonorer Klopfschall. Abdomen weich, Darmgeräusche normal, kein Druckschmerz, keine Abwehrspannung, keine Resistenzen, keine Hinweise für Aszites. Wirbelsäule indolent, Nierenlogen frei. Pulse bis auf fehlende Fußpulse allseits palpabel, leichte Unterschenkel-Ödeme. Orientierende neurologische Untersuchung unauffällig. Die hämatologische und die chemische Routinelaboruntersuchungen liegen mit Ausnahme einer erhöhten Blutglukose von 9 mmol/l im Normbereich. Als Screening-Untersuchung führt der Hausarzt eine Sonographie des Abdomens durch, die Veränderungen im Pankreaskopf zeigt. Zur weiteren Abklärung erfolgt dann eine CT-Untersuchung des Abdomens

■ CT Abdomen

Altersentsprechend leichte Atrophie der Bauchspeicheldrüse mit multiplen Verkalkungen, keine Hinweise für eine Neoplasie. Keine Dilatation des Pankreashauptganges. Gallenwege und Leber unauffällig. Ausgeprägte Arteriosklerose der Aorta und der großen Gefäßabgänge.

■ Weiterführende Laboruntersuchungen

Kalzium: 2,3 mmol/l, Pankreas-Amylase: 30 U/l, Lipase: 10 U/l, Lipidstatus grenzwertig im oberen Normbereich, Gamma-Globuline im Serum normal - insbesondere IgG4 ist nicht erhöht (assoziiert mit autoimmuner chronischer Pankreatitis), kein Nachweis von Autoantikörpern. Stuhlelastase deutlich vermindert mit 50 mg/g Stuhl.

■ Diagnose

Idiopathische, senile (late-onset) chronische Pankreatitis.

■ Therapieentscheidung

Konservativ. Symptomatische Pankreasenzym-Substitution und regelmäßige Kontrolle der Blutzuckerwerte.

■ Verlauf

Im Verlauf kommt es zu einer deutlichen Verbesserung der Stuhlqualität. Das Gewicht bleibt stabil. Der Blutzucker muss mittels Insulin nach dem Basis-Bolus-Prinzip eingestellt werden. Auch weiterhin klagt der Patient nicht über Schmerzen.

■ Kommentar

Die Genese der late-onset chronischen Pankreatitis ist unklar. Typisch ist die Maldigestion wegen exokriner Pankreasinsuffizienz. Die Mehrzahl dieser Patienten leidet auch an einem Diabetes mellitus.

Literatur

8. Literatur

1. Rothenbacher D, Low M, Hardt PD, Klor HU, Ziegler H, Brenner H. Prevalence and determinants of exocrine pancreatic insufficiency among older adults: results of a population-based study. Scand J Gastroenterol 2005; 40(6):697-704.

2. Kahl S, Malfertheiner P. Exocrine and endocrine pancreatic insufficiency after pancreatic surgery. Best Pract Res Clin Gastroenterol 2004;18(5):947-55.

3. Anagnostides A, Chadwick VS, Selden AC, Maton PN. Sham feeding and pancreatic secretion. Evidence for direct vagal stimulation of enzyme output. Gastroenterology 1984;87(1):109-14.

4. Holtmann G, Kelly DG, DiMagno EP. Nutrients and cyclical interdigestive pancreatic enzyme secretion in humans. Gut 1996;38(6):920-4.

5. Keller J, Runzi M, Goebell H, Layer P. Duodenal and ileal nutrient deliveries regulate human intestinal motor and pancreatic responses to a meal. Am J Physiol 1997;272(3 Pt 1):G632-7.

6. Wisen O, Hellstrom PM, Johansson C. Meal energy density as a determinant of postprandial gastrointestinal adaptation in man. Scand J Gastroenterol 1993;28(8):737-43.

7. DiMagno EP, Go VL, Summerskill WH. Relations between pancreatic enzyme outputs and malabsorption in severe pancreatic insufficiency. N Engl J Med 1973; 288(16):813-5.

8. Carriere F, Grandval P, Gregory PC, Renou C, Henniges F, Sander-Struckmeier S, et al. Does the pancreas really produce much more lipase than required for fat digestion? Jop 2005;6(3):206-15.

9. Carriere F, Grandval P, Renou C, Palomba A, Prieri F, Giallo J, et al. Quantitative study of digestive enzyme secretion and gastrointestinal lipolysis in chronic pancreatitis. Clin Gastroenterol Hepatol 2005;3(1):28-38.

10. DiMagno E, Layer P. Human exocrine pancreatic enzyme secretion. In: Go V, DiMagno E, Gardner J, Lebenthal E, Reber H, Scheele G, editors. The Pancreas, Biology, Pathobiology and Disease. 2 ed. New York: Raven Press; 1993. p. 275-300.

11. Petersen JM, Forsmark CE. Chronic pancreatitis and maldigestion. Semin Gastrointest Dis 2002;13(4):191-9.

12. Long WB, Weiss JB. Rapid gastric emptying of fatty meals in pancreatic insufficiency. Gastroenterology 1974; 67(5):920-5.

13. Meyer JH, Hlinka M, Kao D, Lake R, MacLaughlin E, Graham LS, et al. Gastric emptying of oil from solid and liquid meals. Effect of human pancreatic insufficiency. Dig Dis Sci 1996;41(9):1691-9.

14. Chowdhury RS, Forsmark CE, Davis RH, Toskes PP, Verne GN. Prevalence of gastroparesis in patients with small duct chronic pancreatitis. Pancreas 2003;26(3):235-8.

15. Layer P, von der Ohe MR, Holst JJ, Jansen JB, Grandt D, Holtmann G, et al. Altered postprandial motility in chronic pancreatitis: role of malabsorption. Gastroenterology 1997;112(5):1624-34.

16. Maes BD, Ghoos YF, Geypens BJ, Hiele MI, Rutgeerts PJ. Relation between gastric emptying rate and rate of intraluminal lipolysis. Gut 1996;38(1):23-7.

17. Rosa ESL, Troncon LE, Gallo L, Jr., Foss MC, Passos AD, Perdona GC, et al. Factors associated with abnormal gastric emptying in alcohol-related chronic pancreatitis. J Clin Gastroenterol 2007;41(3):306-11.

18. Sternby B, Barros H, Nilsson A. In vitro effects of ethanol on human gastric and pancreatic lipolytic activities/enzymes. Scand J Gastroenterol 1996;31(2):146-53.

19. Etemad B, Whitcomb DC. Chronic pancreatitis: diagnosis, classification, and new genetic developments. Gastroenterology 2001;120(3):682-707.

20. Witt H, Apte MV, Keim V, Wilson JS. Chronic pancreatitis: challenges and advances in pathogenesis, genetics, diagnosis, and therapy. Gastroenterology 2007; 132(4):1557-73.

21. Vonlaufen A, Wilson JS, Pirola RC, Apte MV. Role of alcohol metabolism in chronic pancreatitis. Alcohol Res Health 2007;30(1):48-54.

22. Pandol SJ, Raraty M. Pathobiology of alcoholic pancreatitis. Pancreatology 2007;7(2-3):105-14.

23. Pezzilli R. Pancreatic stellate cells and chronic alcoholic pancreatitis. Jop 2007;8(2):254-7.

24. Stanga Z, Giger U, Marx A, DeLegge MH. Effect of jejunal long-term feeding in chronic pancreatitis. JPEN J Parenter Enteral Nutr 2005;29(1):12-20.

25. Sinaasappel M, Stern M, Littlewood J, Wolfe S, Steinkamp G, Heijerman HG, et al. Nutrition in patients with cystic fibrosis: a European Consensus. J Cyst Fibros 2002; 1(2):51-75.

26. Baker SS, Borowitz D, Baker RD. Pancreatic exocrine function in patients with cystic fibrosis. Curr Gastroenterol Rep 2005;7(3):227-33.

27. Todd KE, Gloor B, Reber HA. Pancreatic Adenocarcinoma. In: Yamada T, Alpers D, Lane L, Owyang C, Powell DW, editors. Textbook of Gastroenterology. 3rd ed. Philadelphia: Lippincott-Williams and Wilkins; 1999. p. 2178-2192.

28. Fujii T, Ishikawa T, Kanazumi N, Sugimoto H, Nomoto S, Inoue S, et al. Analysis of clinicopathological features and predictors of malignancy in intraductal papillary mucinous neoplasms of the pancreas. Hepatogastroenterology 2007;54(73):272-7.

29. Fogel EL, Toth TG, Lehman GA, DiMagno MJ, DiMagno EP. Does endoscopic therapy favorably affect the outcome of patients who have recurrent acute pancreatitis and pancreas divisum? Pancreas 2007;34(1):21-45.

30. DiMagno MJ, DiMagno EP. Chronic pancreatitis. Curr Opin Gastroenterol 2005;21(5):544-54.

31. Lemaire E, O'Toole D, Sauvanet A, Hammel P, Belghiti J, Ruszniewski P. Functional and morphological changes in the pancreatic remnant following pancreaticoduodenectomy with pancreaticogastric anastomosis. Br J Surg 2000;87(4):434-8.

32. Beyer P. Nutrient considerations in inflammatory bowel disease in short bowel syndrome. In: Coulston A, Rock C, Monsen E, editors. Nutrition in the Prevention and Treatment of Disease. London: Academic Press; 2001. p. 589-599.

33. Hoegenauer C, Hammer H. Maldigestion and malabsorption. In: Feldman M, Friedman L, Sleisenger M, editors. Gastrointestinal and Liver Disease. Philadelphia: Saunders; 2002. p. chapter 87.

34. Vanderhoof JA, Langnas AN. Short-bowel syndrome in children and adults. Gastroenterology 1997;113(5):1767-78.

35. Ladefoged K, Hessov I, Jarnum S. Nutrition in short-bowel syndrome. Scand J Gastroenterol Suppl 1996;216:122-31.

36. Layer P, Schlesinger T, Groger G, Goebell H. Modulation of human periodic interdigestive gastrointestinal motor and pancreatic function by the ileum. Pancreas 1993;8(4):426-32.

37. Sauniere JF, Sarles H. Exocrine pancreatic function and protein-calorie malnutrition in Dakar and Abidjan (West Africa): silent pancreatic insufficiency. Am J Clin Nutr 1988;48(5):1233-8.

38. Brooks SE, Golden MH. The exocrine pancreas in kwashiorkor and marasmus. Light and electron microscopy. West Indian Med J 1992;41(2):56-60.

39. Nagy I, Pap A, Varro V. Time-course of changes in pancreatic size and enzyme composition in rats during starvation. Int J Pancreatol 1989;5(1):35-45.

40. Thompson MD, Trowell HC. Pancreatic enzyme activity in duodenal contents of children with a type of kwashiorkor. Lancet 1952;1(21):1031-5.

41. Barbezat GO, Hansen JD. The exocrine pancreas and protein-calorie malnutrition. Pediatrics 1968;42(1):77-92.

42. Hempen I, Lehnert P, Fichter M, Teufel J. [Hyperamylasemia in anorexia nervosa and bulimia nervosa. Indication of a pancreatic disease?]. Dtsch Med Wochenschr 1989;114(49):1913-6.

43. Cuntz U, Frank G, Lehnert P, Fichter M. Interrelationships between the size of the pancreas and the weight of patients with eating disorders. Int J Eat Disord 2000;27(3):297-303.

44. Holt S, Ford MJ, Grant S, Heading RC. Abnormal gastric emptying in primary anorexia nervosa. Br J Psychiatry 1981;139:550-2.

45. Cleghorn GJ, Erlich J, Bowling FG, Forrest Y, Greer R, Holt TL, et al. Exocrine pancreatic dysfunction in malnourished Australian aboriginal children. Med J Aust 1991;154(1):45-8.

46. Friess H, Bohm J, Muller MW, Glasbrenner B, Riepl RL, Malfertheiner P, et al. Maldigestion after total gastrectomy is associated with pancreatic insufficiency. Am J Gastroenterol 1996;91(2):341-7.

47. Griffiths A, Taylor RH. Postgastrectomy pancreatic malabsorption: is there a case for intervention? Eur J Gastroenterol Hepatol 1999;11(3):219-21.

48. Nunes AC, Pontes JM, Rosa A, Gomes L, Carvalheiro M, Freitas D. Screening for pancreatic exocrine insufficiency in patients with diabetes mellitus. Am J Gastroenterol 2003;98(12):2672-5.

49. Andren-Sandberg A, Hardt PD. Giessen international workshop on interactions of exocrine and endocrine pancreatic diseases. Castle of Rauischholzhausen of the Justus-Liebig-University, Giessen, Germany. March 18-19, 2005. Jop 2005;6(4):382-405.

50. Hofmann AF, Schteingart CD, Lillienau J. Biological and medical aspects of active ileal transport of bile acids. Ann Med 1991;23(2):169-75.

51. Wallace JI, Schwartz RS, LaCroix AZ, Uhlmann RF, Pearlman RA. Involuntary weight loss in older outpatients: incidence and clinical significance. J Am Geriatr Soc 1995;43(4):329-37.

52. Mergener K, Baillie J. Chronic pancreatitis. Lancet 1997;350(9088):1379-85.

53. Zerega J, Lerner S, Meyer JH. Duodenal instillation of pancreatin does not abolish steatorrhea in patients with pancreatic insufficiency. Dig Dis Sci 1988;33(10):1245-9.

54. Nakamura T, Takebe K, Imamura K, Tando Y, Yamada N, Arai Y, et al. Fat-soluble vitamins in patients with chronic pancreatitis (pancreatic insufficiency). Acta Gastroenterol Belg 1996;59(1):10-14.

55. Toskes PP, Dawson W, Curington C, Levy NS, Fitzgerald C. Non-diabetic retinal abnormalities in chronic pancreatitis. N Engl J Med 1979;300(17):942-6.

56. Moran CE, Sosa EG, Martinez SM, Geldern P, Messina D, Russo A, et al. Bone mineral density in patients with pancreatic insufficiency and steatorrhea. Am J Gastroenterol 1997;92(5):867-71.

57. Glasbrenner B, Malfertheiner P, Buchler M, Kuhn K, Ditschuneit H. Vitamin B12 and folic acid deficiency in chronic pancreatitis: a relevant disorder? Klin Wochenschr 1991;69(4):168-72.

58. Dormann H, Zopf Y, Hahn E. Osteoporose eine unterschätzte Komplikation der chronischen Pankreatitis. Z Gastroenterol 2007;45:45-49.

59. Giger U, Stanga Z, DeLegge MH. Management of chronic pancreatitis. Nutr Clin Pract 2004;19(1):37-49.

60. Malfertheiner P, Buchler M, Muller A, Ditschuneit H. [The fluorescein dilaurate serum test following metoclopramide and secretin stimulation for evaluating pancreatic function. Contribution to the diagnosis of chronic pancreatitis]. Z Gastroenterol 1987;25(4):225-32.

61. Loser C. Klinische Symptomatik und Diagnostik entzündlicher Pankreaserkrankungen. In: Folsch UR, editor. Diagnostik und Therapie akuter und chronischer entzündlicher Pankreaserkrankungen. Bremen: UNI-MED Verlag; 1999. p. 62-73.

62. Bolondi L, Gaiani S, Gullo L, Labo G. Secretin administration induces a dilatation of main pancreatic duct. Dig Dis Sci 1984;29(9):802-8.

63. Glaser J, Mann O, Pausch J. Diagnosis of chronic pancreatitis by means of a sonographic secretin test. Int J Pancreatol 1994;15(3):195-200.

64. Osawa S, Kataoka K, Sakagami J, Sogame Y, Kawasaki C, Takaoka K, et al. Relation between morphologic changes in the main pancreatic duct and exocrine pancreatic function after a secretin test. Pancreas 2002;25(1):12-9.

65. Gleeson FC, Topazian M. Endoscopic retrograde cholangiopancreatography and endoscopic ultrasound for diagnosis of chronic pancreatitis. Curr Gastroenterol Rep 2007;9(2):123-9.

66. Rajan E, Clain JE, Levy MJ, Norton ID, Wang KK, Wiersema MJ, et al. Age-related changes in the pancreas identified by EUS: a prospective evaluation. Gastrointest Endosc 2005;61(3):401-6.

67. Ammann RW, Akovbiantz A, Largiader F, Schueler G. Course and outcome of chronic pancreatitis. Longitudinal study of a mixed medical-surgical series of 245 patients. Gastroenterology 1984;86(5 Pt 1):820-8.

68. Sarles H, Camarena J, Bernard JP, Sahel J, Laugier R. Two forms of hereditary chronic pancreatitis. Pancreas 1996;12(2):138-41.

69. Angelopoulos N, Dervenis C, Goula A, Rombopoulos G, Livadas S, Kaltsas D, et al. Endocrine pancreatic insufficiency in chronic pancreatitis. Pancreatology 2005; 5(2-3):122-31.

70. Zapiach M, Yadav D, Smyrk TC, Fletcher JG, Pearson RK, Clain JE, et al. Calcifying obstructive pancreatitis: a study of intraductal papillary mucinous neoplasm associated with pancreatic calcification. Clin Gastroenterol Hepatol 2004;2(1):57-63.

71. Villalba-Martin C, Dominguez-Munoz JE. Role of imaging methods in diagnosing, staging, and detecting complications of chronic pancreatitis in clinical practice: should MRCP and MRI replace ERCP and CT? In: Dominguez-Munoz JE, editor. Clinical Pancreatology for Practising Gastroenterologists and Surgeons. Malden, Oxord, Carlton: Blackwell; 2005. p. 236-245.

72. Manfredi R, Costamagna G, Brizi MG, Maresca G, Vecchioli A, Colagrande C, et al. Severe chronic pancreatitis versus suspected pancreatic disease: dynamic MR cholangiopancreatography after secretin stimulation. Radiology 2000;214(3):849-55.

73. Matos C, Cappeliez O, Winant C, Coppens E, Deviere J, Metens T. MR imaging of the pancreas: a pictorial tour. Radiographics 2002;22(1):e2.

74. Glasbrenner B, Kahl S, Malfertheiner P. Modern diagnostics of chronic pancreatitis. Eur J Gastroenterol Hepatol 2002;14(9):935-41.

75. Loehr J, Fischer B, Hummel F, Schneider H. Exokrine Pankreasinsuffizienz. Bremen: UNI-MED Verlag; 2006.

76. Dreiling DA, Hollander F. Studies in pancreatic function; a statistical study of pancreatic secretion following secretin in patients without pancreatic disease. Gastroenterology 1950;15(4):620-7.

77. Conwell DL, Zuccaro G, Jr., Vargo JJ, Morrow JB, Obuchowski N, Dumot JA, et al. An endoscopic pancreatic function test with cholecystokinin-octapeptide for the diagnosis of chronic pancreatitis. Clin Gastroenterol Hepatol 2003;1(3):189-94.

78. Dominguez-Munoz JE. Pancreatic function tests for diagnosis and staging of chronic pancreatitis, cystic fibrosis, and exocrine pancreatic insufficiency of other etiologies: which tests are necessary and how should they be performed in clinical routine. In: Dominguez-Munoz JE, editor. Clinical Pancreatology for Practising Gastroenterologists and Surgeons. Malden, Oxford, Victoria: Blackwell; 2005. p. 259-266.

79. Banwell JG, Northam BE, Cooke WT. Secretory response of the human pancreas to continuous intravenous infusion of pancreozymin-cholecystokinin (Cecekin). Gut 1967;8(4):380-7.

80. Ribet A, Tournut R, Duffaut M, Vaysse N. Use of caerulein with submaximal doses of secretin as a test of pancreatic function in man. Gut 1976;17(6):431-4.

81. Lankisch PG, Schreiber A, Otto J. Pancreolauryl test. Evaluation of a tubeless pancreatic function test in com-

parison with other indirect and direct tests for exocrine pancreatic function. Dig Dis Sci 1983;28(6):490-3.

82. Foelsch U. Diagnostik und Therapie akuter und chronischer entzündlicher Pankreaserkrankungen. Bremen: UNIMED; 1999.

83. Dominguez-Munoz JE, Hieronymus C, Sauerbruch T, Malfertheiner P. Fecal elastase test: evaluation of a new noninvasive pancreatic function test. Am J Gastroenterol 1995;90(10):1834-7.

84. Loser C, Mollgaard A, Folsch UR. Faecal elastase 1: a novel, highly sensitive, and specific tubeless pancreatic function test. Gut 1996;39(4):580-6.

85. Stein J, Jung M, Sziegoleit A, Zeuzem S, Caspary WF, Lembcke B. Immunoreactive elastase I: clinical evaluation of a new noninvasive test of pancreatic function. Clin Chem 1996;42(2):222-6.

86. Lankisch PG, Schmidt I, Konig H, Lehnick D, Knollmann R, Lohr M, et al. Faecal elastase 1: not helpful in diagnosing chronic pancreatitis associated with mild to moderate exocrine pancreatic insufficiency. Gut 1998; 42(4):551-4.

87. Gullo L, Ventrucci M, Tomassetti P, Migliori M, Pezzilli R. Fecal elastase 1 determination in chronic pancreatitis. Dig Dis Sci 1999;44(1):210-3.

88. Gullo L, Graziano L, Babbini S, Battistini A, Lazzari R, Pezzilli R. Faecal elastase 1 in children with cystic fibrosis. Eur J Pediatr 1997;156(10):770-2.

89. Walkowiak J, Cichy WK, Herzig KH. Comparison of fecal elastase-1 determination with the secretin-cholecystokinin test in patients with cystic fibrosis. Scand J Gastroenterol 1999;34(2):202-7.

90. Dominguez-Munoz JE, Malfertheiner P. Optimized serum pancreolauryl test for differentiating patients with and without chronic pancreatitis. Clin Chem 1998; 44(4):869-75.

91. Dominguez-Munoz JE, Pieramico O, Buchler M, Malfertheiner P. Clinical utility of the serum pancreolauryl test in diagnosis and staging of chronic pancreatitis. Am J Gastroenterol 1993;88(8):1237-41.

92. Loser C, Brauer C, Aygen S, Hennemann O, Folsch UR. Comparative clinical evaluation of the 13C-mixed triglyceride breath test as an indirect pancreatic function test. Scand J Gastroenterol 1998;33(3):327-34.

93. Dutta SK, Bustin MP, Russell RM, Costa BS. Deficiency of fat-soluble vitamins in treated patients with pancreatic insufficiency. Ann Intern Med 1982;97(4): 549-52.

94. Marotta F, Labadarios D, Frazer L, Girdwood A, Marks IN. Fat-soluble vitamin concentration in chronic alcohol-induced pancreatitis. Relationship with steatorrhea. Dig Dis Sci 1994;39(5):993-8.

95. Dutta SK, Hlasko J. Dietary fiber in pancreatic disease: effect of high fiber diet on fat malabsorption in pancreatic insufficiency and in vitro study of the interaction of dietary fiber with pancreatic enzymes. Am J Clin Nutr 1985;41(3):517-25.

96. Isaksson G, Lundquist I, Akesson B, Ihse I. Effects of pectin and wheat bran on intraluminal pancreatic enzyme activities and on fat absorption as examined with the triolein breath test in patients with pancreatic insufficiency. Scand J Gastroenterol 1984;19(4):467-72.

97. Meyer JH, Dressman J, Fink A, Amidon G. Effect of size and density on canine gastric emptying of nondigestible solids. Gastroenterology 1985;89(4):805-13.

98. Dominguez-Munoz JE. Pancreatic enzyme therapy for pancreatic exocrine insufficiency. Curr Gastroenterol Rep 2007;9(2):116-22.

99. Layer P, Keller J, Lankisch PG. Pancreatic enzyme replacement therapy. Curr Gastroenterol Rep 2001;3(2): 101-8.

100. Layer P, Peschel S, Schlesinger T, Goebell H. Human pancreatic secretion and intestinal motility: effects of ileal nutrient perfusion. Am J Physiol 1990;258(2 Pt 1): G196-201.

101. Casellas F, Guarner L, Vaquero E, Antolin M, de Gracia X, Malagelada JR. Hydrogen breath test with glucose in exocrine pancreatic insufficiency. Pancreas 1998; 16(4):481-6.

102. Moreau J, Bouisson M, Saint-Marc-Girardin MF, Pignal F, Bommelaer G, Ribet A. [Comparison of fungal lipase and pancreatic lipase in exocrine pancreatic insufficiency in man. Study of their in vitro properties and intraduodenal bioavailability]. Gastroenterol Clin Biol 1988; 12(11):787-92.

103. Suzuki A, Mizumoto A, Sarr MG, DiMagno EP. Bacterial lipase and high-fat diets in canine exocrine pancreatic insufficiency: a new therapy of steatorrhea? Gastroenterology 1997;112(6):2048-55.

104. Kuhel DG, Zheng S, Tso P, Hui DY. Adenovirus-mediated human pancreatic lipase gene transfer to rat bile: gene therapy of fat malabsorption. Am J Physiol Gastrointest Liver Physiol 2000;279(5):G1031-6.

105. FitzSimmons SC, Burkhart GA, Borowitz D, Grand RJ, Hammerstrom T, Durie PR, et al. High-dose pancreatic-enzyme supplements and fibrosing colonopathy in children with cystic fibrosis. N Engl J Med 1997; 336(18):1283-9.

106. Prescott P, Bakowski MT. Pathogenesis of fibrosing colonopathy: the role of methacrylic acid copolymer. Pharmacoepidemiol Drug Saf 1999;8(6):377-84.

107. Layer P, Keller J. Lipase supplementation therapy: standards, alternatives, and perspectives. Pancreas 2003; 26(1):1-7.

108. Arendt T, Fischer T, Becker B, Fölsch U. Behandlung meteoristischer Beschwerden bei chronischer Pankreatitis: Mikrobielle Enzymtherapie mit Simethicon versus Pankreasenzymmonotherapie. Verdauungskrankheiten 1999;17:10-15.

109. Brown A, Hughes M, Tenner S, Banks PA. Does pancreatic enzyme supplementation reduce pain in patients with chronic pancreatitis: a meta-analysis. Am J Gastroenterol 1997;92(11):2032-5.

110. Bruno MJ, Rauws EA, Hoek FJ, Tytgat GN. Comparative effects of adjuvant cimetidine and omeprazole during pancreatic enzyme replacement therapy. Dig Dis Sci 1994;39(5):988-92.

111. Rosch T, Daniel S, Scholz M, Huibregtse K, Smits M, Schneider T, et al. Endoscopic treatment of chronic pancreatitis: a multicenter study of 1000 patients with long-term follow-up. Endoscopy 2002;34(10):765-71.

112. Wehrmann T, Riphaus A, Frenz MB, Martchenko K, Stergiou N. Endoscopic pancreatic duct stenting for relief of pancreatic cancer pain. Eur J Gastroenterol Hepatol 2005;17(12):1395-400.

Abkürzungen

9. Abkürzungen

BGA	Blutgasanalyse
BMI	Body Mass Index
CT	Computertomographie
ERCP	Endoskopisch retrograde Cholangio-Pankreatographie
EUS	Endoskopischer Ultraschall
MC-Fette	Mittelkettige Fettsäuren (engl. *MCT: medium-chain triglycerides*)
MRCP	Magnetresonanz Cholangio-Pankreatographie
MRT	Magnetresonanztomographie
pH	Maß für die Stärke der sauren oder basischen Wirkung einer wässrigen Lösung

Index

Index

A

Adenokarzinom, duktales 22
Alkohol 17, 20, 21, 31, 48
Alpha-1-Antitrypsinmangel 28
Alter 27
Atemtests 39, 42

B

Bikarbonat 15, 16, 27
Bildgebung 35
Blähungen 30, 31

C

Cholangiopankreatographie, endoskopische retrograde .. 43
Cholecystokinin 14
Cholesterinesterase 15
Chymotrypsin 15
Computertomographie 37, 63

D

Diabetes mellitus 26
Diarrhoe 27, 30, 41
Duodenopankreatektomie 53, 58

E

Endoskopischer Test 39, 40
Enteropathie, glutensensitive 41
Enzymsubstitution 49
    Dosierung 49
    Effekte 49
    Grundregeln 54
Ernährungsempfehlungen 55
Ernährungsmaßnahmen 48

F

Fallbeispiele 58
Fette 48
Fettverdauung 16, 31
Funktionstests 38

G

Gallensäuremangel 16
Gallensäuren 16, 27
Gastrektomie 26, 44
Gastrin 14
Gastroskopie 43
Gewichtsverlust 21, 30

H

Hämochromatose, hereditäre 28
Hyperoxalurie 27, 32

I

Inselzelltransplantation 53

J

Johanson-Blizzard-Syndrom 28

K

Kausch-Whipple-Operation 53, 58
Kohlenhydrat-Verdauung 15
Kurzdarmsyndrom 24, 41, 44
Kwashiorkor 25

L

Laboruntersuchungen 34
Lipase 15

M

Magenentleerungsstörung 17
Magenresektion 26
Magensäurehemmung 53
Magnetresonanz-Cholangio-Pankreatographie 37
Magnetresonanztomographie 37
    Sekretin-gestützte 37
Malabsorption 26, 27, 35
Maldigestion 21, 26, 27, 35
Mangelernährung 25, 44
    Ernährungsmaßnahmen 56
Marasmus 25
Micellenbildung 27
Morbus Crohn 24, 27, 41
Motilin 14
Motilitätsstörung, intestinale 16
Mukoviszidose 22

N

N. vagus 14
Nahrungsfasern 48
Neurotensin 14
Nierensteine 27, 32

O

Oligosaccharidasen 15
Operationen am Pankreas 24
Osteopathie 32
Osteoporose 32
Oxalat-Urolithiasis 32

P

Pankreasamylase 15
Pankreasatrophie 25
Pankreasenzym-Präparate 51
Pankreasgang-Obstruktion 22
Pankreasinsuffizienz, exokrine 16
    Differentialdiagnosen 30
    Pathomechanismen 20
    Symptome 30

Stichwortregister

Pankreasneoplasie 44
Pankreasresektion 23, 44
Pankreastransplantation 53
Pankreatitis, akute 26
Pankreatitis, chronische 22, 44
    idiopathische, senile (late-onset) 64
    Symptome 21
Pankreolauryltest 39, 42
Phospholipase 15
pH-Wert 16, 27
Polypeptid, vasoaktives intestinales 14
Post-ERCP-Pankreatitis 22
Protein-Energie-Mangelernährung 25
Proteinmalassimilation 30

R
Röntgen-Abdomen 36

S
Schweine-Pankreatin 51
Schweregrad-Einteilungen 40, 41
Sekretin 14
Sekretin-Cholezystokinin-Test 39, 40
Shwachmann-Diamond-Syndrom 28
Speichelamylase 15
Steatorrhoe 27, 30
Stimulatoren der Pankreassekretion 14
Stuhlelastase 39, 41
Stuhl-Fett-Gehalt 42
Stuhlfettquantifizierung 39
Stuhlgewicht 31
Substanz P 14

T
TIGAR-O-Klassifikation 20
Trypsin 15

U
Ultraschall, endoskopischer 36
Ultraschall, transabdominaler 35

V
Verdauungsphasen 14
Verdauungssekrete 15
Vitamine 48
Vitaminmangel 31

Z
Zollinger-Ellison Syndrom 27
Zystische Fibrose 22, 44

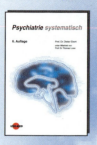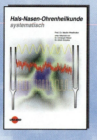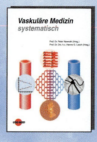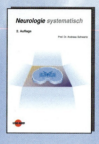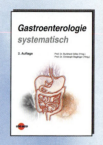
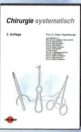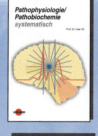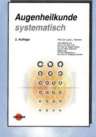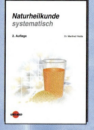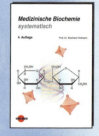
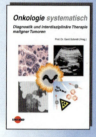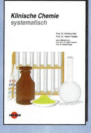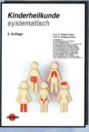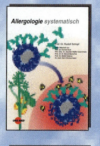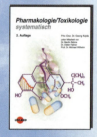
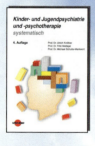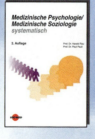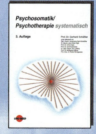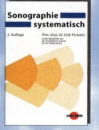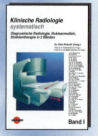
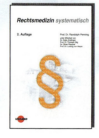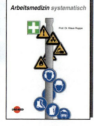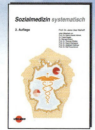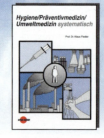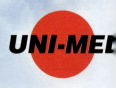

Diagnostik · Therapie · Forschung
UNI-MED SCIENCE -
Topaktuelle Spezialthemen!

Alle Details zu unseren Büchern aktuell unter www.uni-med.de

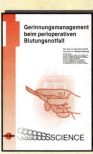

Gerinnungsmanagement beim perioperativen Blutungsnotfall
1. Auflage 2008, 208 Seiten, ISBN 978-3-8374-1037-2

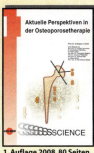

Aktuelle Perspektiven in der Osteoporosetherapie
1. Auflage 2008, 80 Seiten, ISBN 978-3-8374-1047-1

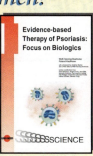

Evidence-based Therapy of Psoriasis: Focus on Biologics
1. Auflage 2008, 144 Seiten, ISBN 978-3-8374-1007-5

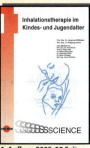

Inhalationstherapie im Kindes- und Jugendalter
1. Auflage 2008, 88 Seiten, ISBN 978-3-89599-236-0

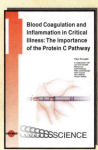

Blood Coagulation and Inflammation in Critical Illness: The Importance of the Protein C Pathway
1. Auflage 2008, 128 Seiten, ISBN 978-3-8374-1025-9

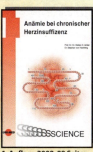

Anämie bei chronischer Herzinsuffizienz
1. Auflage 2008, 88 Seiten, ISBN 978-3-89599-279-7

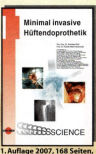

Minimal invasive Hüftendoprothetik
1. Auflage 2007, 168 Seiten, ISBN 978-3-89599-205-6

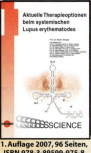

Aktuelle Therapieoptionen beim systemischen Lupus erythematodes
1. Auflage 2007, 96 Seiten, ISBN 978-3-89599-975-8

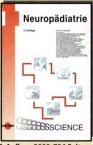

Neuropädiatrie
3. Auflage 2008, 736 Seiten, ISBN 978-3-89599-227-8

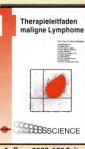

Therapieleitfaden maligne Lymphome
1. Auflage 2008, 108 Seiten, ISBN 978-3-89599-266-7

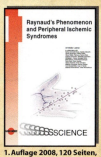

Raynaud's Phenomenon and Peripheral Ischemic Syndromes
1. Auflage 2008, 120 Seiten, ISBN 978-3-89599-276-6

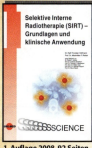

Selektive Interne Radiotherapie (SIRT) – Grundlagen und klinische Anwendung
1. Auflage 2008, 92 Seiten, ISBN 978-3-8374-1033-4

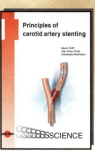

Principles of carotid artery stenting
1. Auflage 2008, 80 Seiten, ISBN 978-3-8374-1036-5

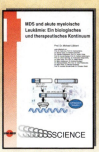

MDS und akute myeloische Leukämie: Ein biologisches und therapeutisches Kontinuum
1. Auflage 2008, 160 Seiten, ISBN 978-3-89599-277-3

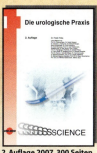

Die urologische Praxis
2. Auflage 2007, 300 Seiten, ISBN 978-3-89599-225-4

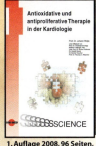

Antioxidative und antiproliferative Therapie in der Kardiologie
1. Auflage 2008, 96 Seiten, ISBN 978-3-89599-847-8

UNI-MED

...und ständig aktuelle Neuerscheinungen!

Gastroenterologische Fachliteratur von UNI-MED...

UNI-MED *SCIENCE* - topaktuelle Spezialthemen!

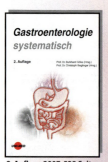

Gastroenterologie systematisch
2. Auflage 2007, 528 Seiten,
ISBN 978-3-89599-168-4

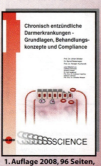

Chronisch entzündliche Darmerkrankungen - Grundlagen, Behandlungskonzepte und Compliance
1. Auflage 2008, 96 Seiten,
ISBN 978-3-8374-1008-2

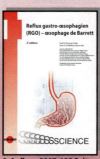

Reflux gastro-œsophagien (RGO) – œsophage de Barrett
2. Auflage 2007, 128 Seiten,
ISBN 978-3-89599-253-7

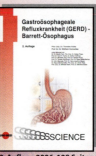

Gastroösophageale Refluxkrankheit (GERD) - Barrett-Ösophagus
2. Auflage 2006, 128 Seiten,
ISBN 978-3-89599-935-2

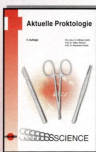

Aktuelle Proktologie
3. Auflage 2008, 160 Seiten,
ISBN 978-3-8374-1031-0

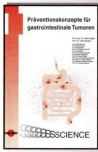

Präventionskonzepte für gastrointestinale Tumoren
1. Auflage 2007, 108 Seiten,
ISBN 978-3-89599-286-5

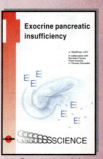

Exocrine pancreatic insufficiency
1. Auflage 2007, 72 Seiten,
ISBN 978-3-89599-202-5

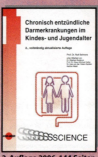

Chronisch entzündliche Darmerkrankungen im Kindes- und Jugendalter
2. Auflage 2006, 144 Seiten,
ISBN 3-89599-957-1

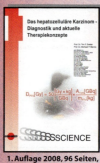

Das hepatozelluläre Karzinom - Diagnostik und aktuelle Therapiekonzepte
1. Auflage 2008, 96 Seiten,
ISBN 978-3-8374-1045-7

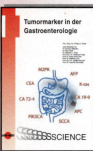

Tumormarker in der Gastroenterologie
1. Auflage 2008, 96 Seiten,
ISBN 978-3-89599-223-0

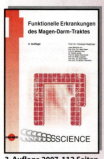

Funktionelle Erkrankungen des Magen-Darm-Traktes
3. Auflage 2007, 112 Seiten,
ISBN 978-3-89599-246-9

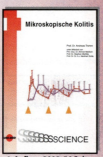

Mikroskopische Kolitis
1. Auflage 2008, 56 Seiten,
ISBN 978-3-8374-1044-0

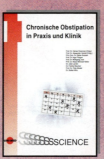

Chronische Obstipation in Praxis und Klinik
1. Auflage 2008, 96 Seiten,
ISBN 978-3-8374-1073-0

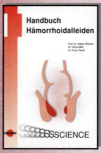

Handbuch Hämorrhoidalleiden
1. Auflage 2008, 208 Seiten,
ISBN 978-3-8374-1006-8

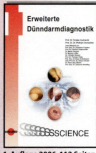

Erweiterte Dünndarmdiagnostik
1. Auflage 2006, 112 Seiten,
ISBN 978-3-89599-981-9

...liegt nicht schwer im Magen!

UNI-MED Verlag AG • Kurfürstenallee 130 • D-28211 Bremen
Telefon: +49/421/2041-300 • Telefax: +49/421/2041-444
e-mail: info@uni-med.de • Internet: www.uni-med.de